essentials

essentials liefern aktuelles Wissen in konzentrierter Form. Die Essenz dessen, worauf es als „State-of-the-Art" in der gegenwärtigen Fachdiskussion oder in der Praxis ankommt. *essentials* informieren schnell, unkompliziert und verständlich

- als Einführung in ein aktuelles Thema aus Ihrem Fachgebiet
- als Einstieg in ein für Sie noch unbekanntes Themenfeld
- als Einblick, um zum Thema mitreden zu können

Die Bücher in elektronischer und gedruckter Form bringen das Expertenwissen von Springer-Fachautoren kompakt zur Darstellung. Sie sind besonders für die Nutzung als eBook auf Tablet-PCs, eBook-Readern und Smartphones geeignet. *essentials:* Wissensbausteine aus den Wirtschafts-, Sozial- und Geisteswissenschaften, aus Technik und Naturwissenschaften sowie aus Medizin, Psychologie und Gesundheitsberufen. Von renommierten Autoren aller Springer-Verlagsmarken.

Weitere Bände in der Reihe http://www.springer.com/series/13088

Robert Rupp · Chiara Dold · Jens Bucksch

Bewegte Hochschullehre

Einführung in das Heidelberger Modell der bewegten Lehre

Mit einem Geleitwort von Prof. Dr. Hans-Werner Huneke

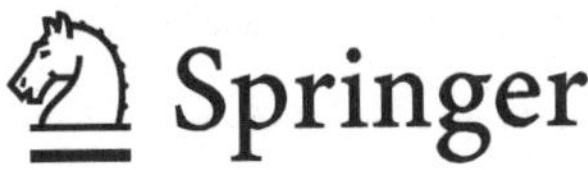

Robert Rupp
Prävention und Gesundheitsförderung
Pädagogische Hochschule Heidelberg
Heidelberg, Deutschland

Chiara Dold
Prävention und Gesundheitsförderung
Pädagogische Hochschule Heidelberg
Heidelberg, Deutschland

Jens Bucksch
Prävention und Gesundheitsförderung
Pädagogische Hochschule Heidelberg
Heidelberg, Deutschland

ISSN 2197-6708   ISSN 2197-6716   (electronic)
essentials
ISBN 978-3-658-30571-0   ISBN 978-3-658-30572-7   (eBook)
https://doi.org/10.1007/978-3-658-30572-7

Die Deutsche Nationalbibliothek verzeichnet diese Publikation in der Deutschen Nationalbibliografie; detaillierte bibliografische Daten sind im Internet über http://dnb.d-nb.de abrufbar.

Planung/Lektorat: Eva Brechtel-Wahl
Springer ist ein Imprint der eingetragenen Gesellschaft Springer Fachmedien Wiesbaden GmbH und ist ein Teil von Springer Nature.
Die Anschrift der Gesellschaft ist: Abraham-Lincoln-Str. 46, 65189 Wiesbaden, Germany

Was Sie in diesem *essential* finden können

- Ein innovatives Lehr-Lernkonzept, welches das Potenzial bewegungsaktivierender Ansätze nutzt, um Lehre lerneffizienter und gesundheitsförderlicher gestaltet zu können.
- Konkrete Praxisbeispiele für eine alltagsnahe und studienfachunabhängige Umsetzung einer bewegten Hochschullehre.
- Ein mehrdimensionales Baukastensystem mit zahlreichen Anregungen für bewegte Lehrformate auf unterschiedlichen Interventionsebenen.
- Einen Beitrag zu einer guten gesunden Hochschullehre.
- Einen Ansatz zur Reduzierung sedentären Verhaltens im Kontext Studium.

*Meine Gedanken schlafen ein, wenn ich
sitze; mein Geist rührt sich nicht, wenn
meine Beine ihn nicht bewegen.*

Michel de Montaigne, Essais, 1580

Geleitwort

„Sedentäres Verhalten" – welch ein passender Ausdruck! Er beschreibt treffend ein gutes Stück des Alltags in Hochschulen. Wir lehren, lernen und forschen meist im Sitzen, wir sitzen in der Mensa zusammen, die Büros und Hörsäle sind mit Sitzmöbeln eingerichtet. Schon der Sprachgebrauch ist verräterisch: Wichtige Entscheidungen werden in Sitzungen getroffen (Das Landeshochschulgesetz von Baden-Württemberg enthält das Wort sechsundzwanzigmal!), es gibt Sitzungsräume und Sitzungstermine. In den Hochschulgremien sind alle Statusgruppen mit einem Sitz repräsentiert und Studierende erwerben manchmal Sitzscheine. Das Sitzen ist alltagskulturelle Selbstverständlichkeit geworden: Man betritt einen Raum und setzt sich. Und man bleibt oft viele, viele Stunden sitzen.

Dabei ist die sedentäre Lebensweise gesundheitlich nicht unproblematisch, sie geht mit zahlreichen zivilisatorisch bedingten Erkrankungen einher. Das vorliegende *essential* nennt orthopädische und kardiovaskuläre Risiken, außerdem Diabetes Typ 2 und Krebserkrankungen. Freizeitsport zum Ausgleich kann diese Effekte nicht aufheben. Was helfen kann, sind Sitzunterbrechungen, Mikrobewegungen im Alltag und kurze, aber häufige Phasen intensiverer Bewegung. Das ist der physische Aspekt, auch der des Wohlbefindens. Aber Bewegung hat auch eine Wirkung auf Lernen und Kognition: Wer sich bewegt, der bringt auch seine Ideen in Schwung.

Das sind zwei gewichtige Argumente für eine bewegte Hochschullehre. Ein drittes kommt hinzu: Bewegte Lehre und bewegtes Lernen brechen Mikrokonventionen auf. Von da ist es oft nur ein kleiner Schritt zu Veränderungen in den Lehr- und Lernszenarien: Bewegte Lehre bringt frischen Wind in die Hochschule.

Rektor der Pädagogischen Hochschule   Prof. Dr. Hans-Werner Huneke
Heidelberg

Vorwort

Die Idee für das vorliegende *essential* ist unserer Doppelrolle zum einen als Lehrende an einer Pädagogischen Hochschule und zum anderen als Wissenschaftlerin und Wissenschaftler einer Abteilung für Prävention und Gesundheitsförderung erwachsen. Einerseits haben wir uns in den zurückliegenden Jahren aus der wissenschaftlichen Rolle heraus inhaltlich und konzeptionell intensiv mit Bewegungsförderung im Alltag und der Reduzierung sedentären Verhaltens befasst. Das Thema wurde bislang nur randständig betrachtet, hat jedoch ein enormes Potenzial für die Bevölkerung, da sedentäres Verhalten in der Bevölkerung weit verbreitet ist und gesundheitliche Fakten für seine Reduzierung sprechen. Andererseits wurde uns aus Perspektive von Lehrenden zunehmend die Diskrepanz zwischen eigenen Forschungserkenntnissen und einer traditionell bewegungslosen Hochschullehre in sitzender Haltung bewusst. Sie prägte auch unsere eigene Lehrpraxis lange und ist auch nach wie vor eine Variante, die wir nutzen.

Jedoch haben wir unsere pädagogischen und gesundheitswissenschaftlichen Kompetenzen zusammengeführt und damit begonnen, bewegte(re) Lehrformate zu entwickeln und in der eigenen Lehre zu erproben. Im Laufe der Zeit wurde dabei deutlich, wie wichtig es ist, neben methodisch-didaktischen Überlegungen übergreifende Strategien auf räumlicher oder curricularer Ebene zu berücksichtigen. Es entwickelte sich somit ein mehrdimensionaler Ansatz. Mit diesem wird es sehr viel wahrscheinlicher, nachhaltig und qualitätsvoll Bewegung in die Hochschullehre zu integrieren. Insofern ist das hier vorgestellte Heidelberger Modell der bewegten Hochschullehre das Ergebnis eines langjährigen Prozesses mit der eigenen Arbeitsgruppe, den Studierenden, den Dozierenden sowie den zentralen Entscheidungsträgern der Hochschule. Geleitet hat uns dabei der Ausgangspunkt, wie man Studierenden im Rahmen von Lehrveranstaltungen Bewegung gewähren kann, ohne dadurch den Lehr-Lernprozess zu behindern.

Ein wichtiger Treiber für das Heidelberger Modell der bewegten Lehre war das Modellprojekt „Kopf-Stehen", das in Kooperation mit der Techniker Krankenkasse von 2017 bis Mitte dieses Jahres hochschulweit an der Pädagogischen Hochschule Heidelberg bearbeitet wurde. Hierbei ergaben sich Schnittmengen und wir konnten unsere Erfahrungen mit der Umsetzung bewegter Formate der Hochschullehre vertiefen und ausweiten.

Unser besonderer Dank gilt den Studierenden unseres Studiengangs Prävention und Gesundheitsförderung, die von Beginn an (zumeist) begeistert von der Idee einer bewegten Hochschullehre waren und die uns bei der Erprobung und Weiterentwicklung angewandter Bewegungsstrategien tatkräftig unterstützt haben. Von ihnen, aber auch von Lehramtsstudierenden unserer Hochschule und vielen interessierten Kolleg*innen haben wir konstruktive Verbesserungsvorschläge und zahlreiche Tipps erhalten. Und somit sind wir auch all diesen Personen zu großem Dank verpflichtet.

Neben diesem Personenkreis möchten wir auch ganz herzlich der Techniker Krankenkasse und hier namentlich Frau Petra Dann und Dr. Brigitte Steinke danken, die uns als Kooperationspartner*innen im Projekt „Kopf-Stehen" unterstützt haben.

Wir hoffen mit unserem *essential* vielen Personen in Lehr-Lernkontexten Mut zu machen und vor allem Anregungen zu geben, bewegende Methoden und bewegte Lehre zu erproben. Das Heidelberger Modell lädt herzlich dazu ein und wartet darauf, in seiner Gesamtheit oder als ausgewählte Bausteine erprobt zu werden. Wir freuen uns über weitere Anregungen zu bewegenden Methoden. Kommen Sie gerne auf uns zu. Eine anregende Lektüre im Sitzen, Liegen, Stehen oder Gehen wünschen Ihnen.

Wilhelmsfeld   Robert Rupp
Heidelberg   Chiara Dold
Wiesloch   Jens Bucksch
im April 2020

Inhaltsverzeichnis

1 **Einleitung** 1

2 **Bewegungsaktivierung in der Hochschullehre lohnt** 5
   2.1 Erkenntnisse aus einer gesundheitswissenschaftlichen
      Perspektive 5
   2.2 Erkenntnisse aus Perspektive der Arbeits-, Kognitions- und
      Lernforschung 8

3 **Sedentäres Verhalten verändern – Theoretische Überlegungen** 11

4 **Heidelberger Modell der bewegten Lehre** 15
   4.1 Grundidee 15
   4.2 Bausteine einer bewegten Lehre 18

5 **Praxisbeispiele** 25
   5.1 Bewegende Methoden: „Podcast Walk" 25
   5.2 Bewegendes Lehrangebot: Modul „bewegungsaktivierende
      Schul- und Unterrichtsgestaltung" 26
   5.3 Bewegungsfreundliche Lehrräume: „Stehlabor" und
      „Seminarwiese" 27
   5.4 Bewegende Weiterbildungen: Inhouse-Angebot
      „bewegungsaktivierend lehren und lernen" 29
   5.5 Bewegungspause: „Studentische Bewegungsmelder" und
      „Bewegungspausen-Sticker" 30

6   Gedanken zur Umsetzung 33

7   Fazit 37

Literatur 43

Einleitung

1

Werden die letzten Dekaden zurückliegend bis heute betrachtet, lässt sich eine Erfolgsgeschichte für industrielle Länder aus Perspektive der wirtschaftlichen Entwicklung und des Wohlstands sowie der gesundheitlichen Lage festhalten. Bei genauerer Betrachtung lassen sich für jeden der genannten Perspektiven auch negative Begleiterscheinungen herausfiltern. In unserem hier gewählten Fall möchten wir die Auswirkungen auf einen zunehmenden Bewegungsmangel herausgreifen. Dieser kann und wird mittlerweile als eines der zukünftigen, zentralen gesundheitlichen Herausforderungen angesehen (Blair 2009). Gründe liegen nicht zuletzt in einer Gesellschaft, die von sitzenden und wenig körperlich anstrengenden Dienstleistungsberufen und einer motorisierten Tür-zu-Tür-Mentalität dominiert wird. Zudem wird ein Großteil der Freizeit sitzend ohne körperliche Anstrengung gestaltet. Auch wenn gleichzeitig festgestellt werden kann, dass Sport und organisierte/strukturierte Formen der Bewegung in der Gesellschaft nicht rückläufig sind, sondern in den letzten Dekaden eher unverändert geblieben oder angestiegen sind. In der Gesamtsumme ist jedoch ein verringerter Energieverbrauch durch körperliche Aktivität evident, der sich auf den Verlust an alltäglichen Bewegungsanlässen und einen Anstieg von sedentärem Verhalten zurückführen lässt (Bucksch et al. 2015).

Diese allgemeinen gesellschaftlichen Entwicklungen und Tatbestände lassen sich im Bildungskontext wiederfinden und werden im besonderen Maße bestätigt. Schule, Hochschullehre oder Fortbildungen in der Erwachsenbildung finden in sitzender Haltung statt. Diese Haltung wird gleichzeitig nicht hinterfragt und als die richtige und kulturell etablierte Form angesehen, um Informationen aufzunehmen, sich zu erschließen oder zu reflektieren. Nationale wie internationale Forschungsergebnisse belegen neben dem Unterricht in der Schule, dass auch Hochschullehre weitgehend als Stillsitzlehre ausgebracht wird, die Studierende

R. Rupp et al., *Bewegte Hochschullehre*, essentials, https://doi.org/10.1007/978-3-658-30572-7_1

regelmäßig zu langem und oftmals ununterbrochenem Sitzen veranlasst (Benzo et al. 2016; Moulin und Irwin 2017; Horter et al. 2019; Rupp et al. 2019).

Eine Stillsitzlehre ist letztlich nicht per se schlecht oder soll mit diesem Beitrag aus allen Seminarräumen und Hörsälen verbannt werden. Aktuelle Erkenntnisse aus den Gesundheitswissenschaften und der Lernforschung haben in den letzten Jahren die Diskussion um das viele Sitzen – im Fachjargon als sedentäres Verhalten bezeichnet (siehe Definition in Abschn. 2.1) – jedoch vorangetrieben. Es scheint demnach sinnvoll zu sein, zum einen die gesundheitliche Wirkung von alltäglichen körperlichen Basisaktivitäten und der Unterbrechung sowie Reduzierung sitzenden Verhaltens weiter in den Blick zu nehmen. Zum anderen ist auch das Lernen unter einer bewegungsaktivierenden didaktischen Konzeption vielversprechend. Diese hier angedeuteten Evidenzen werden im Kap. 2 weiter ausgeführt und geschärft.

Neben dieser wissenschaftlich getriebenen Argumentation erlangt eine Sitz-Steh-Bewegungsdynamik im Hochschulkontext zusätzliche Relevanz durch die große Zahl und das zukünftige Multiplikatorenpotenzial von Studierenden. Laut Statistischem Bundesamt (2019) sind über 2,8 Mio. Studierende an deutschen Hochschulen eingeschrieben und der Studierendenanteil eines Abiturjahrgangs liegt in Deutschland mittlerweile bei über 50 %. Damit befindet sich ein Großteil der jungen erwachsenen Bevölkerung in einer (kritischen) Lebensphase, die nachweislich die Entwicklung zukünftiger gesundheitsbezogener Arbeits- und Lebensmuster prägt (Castro et al. 2018). Studierende streben zudem in leitende und edukative Positionen, in denen sie als Entscheidungsträger*innen und Vorbilder das Gesundheits- und Sitzverhalten anderer Bevölkerungsgruppen beeinflussen können (Rouse und Biddle 2010).

Die skizzierten Überlegungen stellen also insgesamt gute Gründe dar, um Bewegungsaktivierung und Sitzunterbrechung auch in der hochschulischen Lehre zu etablieren. Unser Anliegen möchte einen Weg aufzuzeigen, wie klassische Lern- und Lehrsituation in bewegten Formaten möglich werden und sind. Wir in der Abteilung Prävention und Gesundheitsförderung der Pädagogischen Hochschule Heidelberg haben in einem Team aus Pädagogen und Gesundheitswissenschaftler*innen bereits seit vielen Jahren körperlich bewegende(re) Methoden und Ansätze entwickelt und erprobt. Diese Expertise haben wir in unserem Heidelberger Modell der bewegten Lehre zusammengeführt, um Sitzzeitreduktion und Bewegungsaktivierung in der Hochschullehre umfassend und nachhaltig etablieren zu können. Das Modell wird in Kap. 3 durch theoretische Überlegungen vorbereitet, in seiner Grundidee und Bausteinen in Kap. 4 näher ausgeführt und mit Praxisbeispielen in Kap. 5 abgerundet. In Kap. 6 fassen wir einige Gedanken und selbsterfahrene Erfolgsfaktoren bei der Umsetzung zusammen. Das *essential* schließen wir mit einem Fazit in Kap. 7 ab. Wir wünschen allen Leserinnen und Lesern viel Spaß und die ein oder andere Anregung, Bewegung in den Lehr-Lernkontext zu integrieren.

Bewegungsaktivierung in der Hochschullehre lohnt

Es lässt sich vermuten und in einer Alltagsannahme schnell übereinstimmen, dass Lernen in Bewegung vielen Anforderungen an eine moderne Hochschullehre genügt und verbessert. Schlagworte wie eine erhöhte Aufmerksamkeit, Konzentration, allgemeine Aktivierung, vielleicht sogar bessere Lernergebnisse werden schnell genannt. Sogar das Mehr an Bewegung kann eigentlich nicht verkehrt sein und wird die Gesundheit gleich noch mit stärken. Diese Annahmen sollen hier nicht gesetzt sein, sondern durch wissenschaftliche Erkenntnisse aus verschiedenen Forschungsgebieten zusammengetragen und hinterfragt werden. In den nachfolgenden Unterkapiteln werden deshalb aktuelle Erkenntnisse zunächst aus einer gesundheitswissenschaftlichen Perspektive (Abschn. 2.1) sowie später aus Sicht der Arbeits-, Kognitions- und Lernforschung (Abschn. 2.2) ausgeführt.

2.1 Erkenntnisse aus einer gesundheitswissenschaftlichen Perspektive

Eine gesundheitliche Relevanz bekommt ein Thema nicht zuletzt unter einer Bevölkerungsperspektive. D.h. für das hier gewählte Thema, dass einerseits ein gesundheitliches Risiko durch langes sedentäres Verhalten (siehe Definition) gegeben sein und andererseits das Verhalten in der Zielgruppe auch weit verbreitet sein sollte. Diese beiden Aspekte werden im Folgenden ausgeführt.

Nach internationaler Datenlage ergibt sich eine durchschnittliche Sitzzeit von 6,4 h pro Tag für erwachsene Personen. Werden ausschließlich Daten mit objektiven Messsensoren herangezogen, liegen die Werte höher als nach Selbstauskunft (Bauman et al. 2018). Nationale Daten aus dem DKV-Report berichten von täglichen 8 h für die Bevölkerung im Alter zwischen 18–65 Jahren

© Der/die Herausgeber bzw. der/die Autor(en), exklusiv lizenziert durch Springer Fachmedien Wiesbaden GmbH, ein Teil von Springer Nature 2020
R. Rupp et al., *Bewegte Hochschullehre*, essentials,
https://doi.org/10.1007/978-3-658-30572-7_2

(Froböse et al. 2018). Werden die Zahlen eingegrenzt auf die Personen, die einer Schreibtischarbeit nachgehen, liegen die Werte um 3 h höher (Froböse und Wallmann-Sperlich 2016). Mit der letztgenannten Gruppe sind wir dicht an einem typischen Arbeitsprofil und der damit verbundenen Sitzzeit von Studierenden. Die DKV-Studie kann Studierende jedoch nicht als separate Gruppe identifizieren und spezifische Aussagen treffen.

Mit einer kürzlich vorgelegten Übersichtsarbeit wird der internationale Forschungsstand zu Studierenden zusammengefasst und bestätigt eine Größenordnung von etwa 11 h täglich in einer sedentären Körperposition. Die Variation der Ergebnisse legt zum Teil Sitzzeiten von bis zu 14 h täglich nahe (Moulin et al. 2019), was insgesamt oberhalb der sedentär verbrachten Zeit von Büroangestellten liegt. Wird die Verteilung des sedentären Verhaltens über den Tag von Studierenden genauer beleuchtet, fällt der größte Anteil auf den Besuch von Vorlesungen, Seminaren und Lernaktivitäten des Studiums (Rouse und Biddle 2010). Studierende selbst heben als wesentlichen Treiber für ihre Sitzzeiten die fehlenden Rahmenbedingungen hervor, die es ihnen ermöglichen könnten, während der Veranstaltungen zu stehen oder Bewegungsaktivitäten zu integrieren (Moulin und Irwin 2017). Ein gesundheitliches Potenzial zur Reduktion sedentären Verhaltens lässt sich hieraus vermuten. Ob allerdings ein gesundheitliches Risiko mit den vermehrten Sitzzeiten zusammenhängt, wird im Folgenden geklärt.

▶ **Sedentäres Verhalten** Da der Begriff des Sitzens mittlerweile inflationär gebraucht wird, soll dieser kurz verortet werden. Wissenschaftlich hat sich der Begriff „Sedentäres Verhalten" durchgesetzt. Definitorisch lässt es sich als geringfügig energetisch beanspruchendes Verhalten während der Wachzeit fassen. Es wird in aufrechter oder zurückgelehnt sitzender Körperposition ausgeführt und ist somit nicht nur „Sitzen", aber wohl in den häufigsten Fällen. Zusätzlich muss der Energieaufwand allerdings zwischen 1,0 bis 1,5 MET (Metabolisches Äquivalente) liegen, was in etwa dem Ruheumsatz des Körpers entspricht. Bewegungsaktivitäten lassen sich dann weiterhin ab einem Energieverbrauch von mindestens 1,5 METs in leichte, moderate bis höher intensive körperliche Aktivität unterteilen (Tremblay et al. 2017). Sedentäres Verhalten finden in allen Lebensbereichen statt und wird stets von einer sogenannten Co-Aktivität ergänzt, die sedentär ausgeführt wird, z. B. Essen, Lesen, Chillen, Fernsehen, Reden usw. Wir fokussieren in diesem Buch die hoch(schulische) bzw. universitäre Lebenswelt und in diesem Zusammenhang ist sedentäres Verhalten häufig verknüpft mit den Co-Aktivitäten Lernen, Informationsaufnahme und Diskussion (Buksch und Schlicht 2014). Da die letztgenannten Aktivitäten zumeist sitzend erfolgen, werden die Begriffe sedentäres Verhalten, Sitzzeit und sitzendes Verhalten synonym verwendet.

Während lange der Nutzen intensiver, freizeitlicher Bewegungsaktivitäten als einzig gesundheitsrelevant galt, ist die Evidenzbasis für den präventiven und gesundheitsförderlichen Nutzen moderat-intensiver Aktivität nunmehr gut dokumentiert. Es mehreren sich die Befunde, dass sich bereits leicht intensive körperliche Aktivitäten wie das Spazierengehen, Stehen oder kurze intensive Bewegungseinheiten wie das Treppensteigen positiv gesundheitlich auswirken (Bucksch und Wallmann-Sperlich 2016). Gerade für energiebilanzierende Gesundheitsparameter wie das Übergewicht oder die Verstoffwechselung von Zucker und Fett ist jeglicher gesteigerter Energieverbrauch durch körperliche Aktivität und das Unterbrechen sedentärer Verhaltensweisen relevant (Contardo Ayala et al. 2018). Durch diese Erkenntnisse befördert, hat die Untersuchung des sedentären Verhaltens seit der letzten Dekade einen neuen Aufschwung erlebt.

Zunächst wurden lange Sitzzeiten ausschließlich unter ergonomischen und orthopädischen gesundheitlichen Risiken diskutiert, da Büroangestellte häufiger unter Verspannungen, muskuloskeletalen Beschwerden und Rückenbeschwerden leiden (Parry et al. 2019). Nach der aktuellen Studienlage im Erwachsenenalter ist zusätzlich davon auszugehen, dass sedentäres Verhalten das Risiko für die das Krankheitspanorama dominierenden chronischen Erkrankungen erhöht. Lange Sitzzeiten hängen u.a. mit der Gesamt- und kardiovaskulären Sterblichkeit sowie dem Neuerkrankungsrisiko von Typ 2 Diabetes zusammen. Dabei steigt das Risiko vor allem ab 6–8 h täglicher Sitzzeit deutlich an (Patterson et al. 2018). Eine aktuelle qualitativ wegweisende Studie mit objektiver Messmethodik sieht die aus gesundheitlicher Sicht kritische Grenze bei ca. 9,5 h an täglicher sedentär verbrachter Zeit (Ekelund et al. 2019). Weitere Ergebnisse sehen ergänzend ein erhöhtes Risiko für Krebserkrankungen durch langes sedentäres Verhalten (Biswas et al. 2015).

Ob diese Zusammenhänge tatsächlich ursächlich zu begründen sind, wird kontrovers diskutiert (Stamatakis et al. 2019). Es gibt nachvollziehbare Stoffwechselmechanismen, die mit dem Sitzen in Verbindung stehen und unabhängig vom Bewegungsverhalten wirken. Ein ursächlicher Zusammenhang zwischen sedentärem Verhalten und einer erhöhten frühzeitigen Sterblichkeit wird mittlerweile nahegelegt. Zusätzlich ist hervorzuheben, dass diese Effekte relativ unabhängig vom Bewegungsverhalten sind (Biddle et al. 2016). Allerdings deutet sich an, dass bei einem vielfachen Übertreffen der Vorgaben aus den Bewegungsempfehlungen, die aktuell bei täglich 30 min moderat-intensiver körperlicher Betätigung liegen, sich der risikosteigernde Effekt des sedentären

Verhaltens auf die Gesundheit abmildern oder sogar aufheben lässt (Ekelund et al. 2016; Stamatakis et al. 2019). Dies sollte vor dem Hintergrund kritisch gesehen werden, dass viele Menschen hohe Sitzzeiten aufweisen und die Bewegungsempfehlung häufig nicht erreichen. Auch die deutliche Steigerung des täglichen Bewegungsverhaltens als Ausgleich in der Freizeit scheint rein aus einer zeitlichen Betrachtung möglich, aber für viele Menschen nicht umsetzbar und für viele nicht als Ziel vorstellbar.

2.2 Erkenntnisse aus Perspektive der Arbeits-, Kognitions- und Lernforschung

Neben den gesundheitswissenschaftlichen Erkenntnissen ist die Thematik aus der Perspektive des Lernens sowie der kognitiven Leistungsfähigkeit und arbeitsbezogenen Produktivität zu bewerten. Letzteres lässt sich zunächst auf Basis von Studien aus der Arbeitswelt beurteilen. Zusammenfassend lässt sich durch Laufband-, Ergometer- und Stehschreibtische die arbeitsbezogene Produktivität leicht erhöhen. Laufbandschreibtische stehen gleichzeitig im Verdacht die Arbeit am Computer etwas zu verlangsamen (Dupont et al. 2019). Insgesamt bestätigt sich, dass durch körperlich aktivierende Arbeitsplätze die Gesundheit gestärkt wird und gleichzeitig die kognitiven Funktionen und Arbeitsleistungen nicht beeinträchtigt werden (Podrekar et al. 2020). Interventionen, die das Sitzen durch stehende Optionen im Tagesverlauf durchbrechen und phasenweise auf der Arbeit ersetzen, wirken sich ebenfalls nicht negativ auf die arbeitsbezogene Leistungsfähigkeit oder kognitive Aufgaben aus (Sui et al. 2019).

Darüber hinaus belegen verschiedene Studien einen grundsätzlich positiven Zusammenhang zwischen der Hirnentwicklung, morphologischen und neurophysiologischen Mechanismen sowie kognitiver Leistungsfähigkeit mit körperlicher Aktivität und Fitness (Best 2010; Hillman et al. 2008). Dieses lässt sich weiter konkretisieren für das Schulalter. Hier ist ein vermehrtes Bewegungsverhalten, insbesondere der Schulsport, nachweislich mit verbesserten sprachlichen und mathematischen sowie Leseleistungen assoziiert (Álvarez-Bueno et al. 2017). Studien, die konkret Bewegungspausen als auch bewegungsaktivierende Unterrichtsstunden durchführen und mit traditionellen Unterrichtsstunden vergleichen, zeigen weitere zukunftsweisende Erkenntnisse auf. Bewegungsaktivierende Unterrichtsstunden verbinden hierbei den Lerninhalt mit Bewegung und verfolgen somit verschiedene Zielsetzungen. Sie reduzieren demnach nicht nur die Sitzzeit und fördern gleichzeitig das Bewegungsverhalten, sondern werden auch lernfördernd genutzt. Für Ersteres konnte gezeigt werden, dass die Bewegungspause interessanterweise keinen nachhaltigen Effekt auf ein insgesamt erhöhtes Bewegungsverhalten im Tagesverlauf hat (Watson et al. 2017). Die bewegungsaktivierende Unterrichtsstunde jedoch sehr wohl (Norris et al. 2019).

Des Weiteren liegt in der bewegungsaktivierenden Unterrichtsstunde direktes Potenzial für den Unterricht und das Lernen. Es ist zum einen lernzeitbewahrend, da das Lernen in Bewegung stattfindet. Zum anderen kommen weitere positive Aspekte hinzu. Wir werden auf diese Unterschiede genauer in Kap. 4 eingehen, da sie wichtig für die Bausteine unseres Heidelberger Modells sind. Hierbei ist zunächst festzuhalten, dass die kognitive Aufmerksamkeit in der bewegungs-aktivierten Lernsituation und in nachfolgenden Unterrichtssequenzen erhöht ist, was insgesamt bessere akademische Leistungen erklären könnte (Best 2010). Darüber hinaus findet die Verarbeitung von Information auch über den Körper statt, was als eine wichtige Unterstützung beim Lernen angesehen wird. In diesem Zusammenhang wird auch von Embodied Learning oder Embodied Cognition gesprochen (Kontra et al. 2012). Es wird damit anerkannt, dass durch Einbindung des Körpers in den Lernprozess Denken optimiert wird (Macedonia 2019). Dies kann über bewegungsaktivierende Lernsituationen gewährleistet werden. Auf der empirischen Ebene kann entsprechend festgestellt werden, dass Schülerinnen und Schüler in bewegungsaktivierenden Unterrichtsstunden gegen-über traditionellem Unterricht signifikant schneller und konzentrierter Aufgaben bearbeiten sowie weniger abgelenkt sind und die schulischen Leistungen ins-gesamt positiv beeinflusst werden (Norris et al. 2019; Watson et al. 2017). Dies geht bei systematischer Umsetzung im Unterricht nachweislich bis zu erhöhten mathematischen und Rechtschreibeleistungsfähigkeiten (Mullender-Wijnsma et al. 2016).

Die aufgezeigten Erkenntnisse aus der Forschung lassen vermuten, dass sich die in die Hochschullehre integrierte Bewegung positiv auf die Lernleistungen auswirken sollte. Einschlägige Ergebnisse hierzu sind allerdings selten. Eine Studie schlussfolgert, dass bei Studierenden die kognitiven Funktionen für die Erfüllung akademischer Leistungsfähigkeiten dann verbessert werden, wenn lange Sitzphasen alle 20 min unterbrochen werden (Felez-Nobrega et al. 2018). Gleichzeitig geht das im Verlauf einer Lehrveranstaltung ununterbrochene Sitzen mit einer verringerten Aufmerksamkeit und Fokussierung einher (Hosteng et al. 2019). Andere Studien können nach der Einführung und Nutzung von Stehpulten in Seminarräumen zeigen, dass die Aufmerksamkeit anstieg und Unruhe in der

Seminarsituation nachließ. Ein Teil der Studierenden berichtete zudem von mehr fokussierter Teilnahme, erhöhtem Engagement sowie von weniger Müdigkeit und Langeweile im Seminar (Benzo et al. 2016; Jerome et al. 2017). Darüber hinaus wirkt sich der Einsatz von ergometerbasierten Arbeitstischen in Seminarräumen nicht negativ auf die akademische Leistungsfähigkeit gegenüber traditionellen Tischen in passiver Sitzhaltung aus (Pilcher et al. 2017).

Sedentäres Verhalten verändern – Theoretische Überlegungen 3

Sedentäres Verhalten zu verändern ist nach der empirischen Datenlage ein wertvolles Unterfangen. Dieses trifft insbesondere auf den Kontext der Hochschullehre zu. Allerdings bleibt die Frage offen, inwiefern sich ein alltäglich und letztlich im Lehr-Lernkontext normiertes Verhalten, wie das des Sitzens, in Frage stellen lässt und wie es sich gar noch verändern ließe? Aus einer theoretischen Perspektive handelt es sich beim sedentären Verhalten um ein Verhalten mit hoher Gewohnheitskomponente. Dieses liegt an der Alltäglichkeit, dem geringen Anstrengungsgrad, der langen Dauer, mit der Sitzen durchgehalten werden kann (Bucksch et al. 2015). Es ist unter dem Strich auch bequem (zumindest für eine gewisse Zeit). Somit unterscheidet es sich deutlich von anderen Verhaltensweisen wie dem Sporttreiben, das beispielsweise nur punktuell im Tagesverlauf für eine relativ kurze Zeitspanne durchgeführt wird. So oder so ist es für eine gelingende Verhaltensänderung wichtig zu verstehen, dass nicht ein isolierter, entscheidender Hebel umzulegen ist und sich das gewünschte Verhalten schon einstellen wird.

Sedentäres Verhalten ist über zahlreiche Bedingungsfaktoren auf verschiedenen Ebene beeinflusst und auch nur so vollständig verstehbar. Diese lassen sich in der Übersicht zusammenfassen in der Abb. 3.1. Auf einer ersten personenbezogenen Ebene spielt z. B. das Wissen, Einstellungen und Überzeugungen zum sedentären Verhalten eines Individuums eine wichtige Rolle. Also wissen Studierende überhaupt, dass sedentäres Verhalten gesundheitliche Auswirkungen hat? Auf der Ebene der soziokulturellen Umwelt sind beispielsweise Faktoren zu finden, wie die soziale Unterstützung, das Verhalten von bedeutsamen anderen Personen oder wie in unserem Fall das Verhalten von Dozierenden. Welches Verhalten wird hier vorgelebt? Eine weitere Ebene ist die der baulich-technischen und natürlichen Umgebung. Hierunter lassen sich – auf unser Beispiel übertragen – weitestgehend die räumlichen Bedingungen fassen. Inwieweit gibt es

© Der/die Herausgeber bzw. der/die Autor(en), exklusiv lizenziert durch Springer Fachmedien Wiesbaden GmbH, ein Teil von Springer Nature 2020
R. Rupp et al., *Bewegte Hochschullehre*, essentials,
https://doi.org/10.1007/978-3-658-30572-7_3

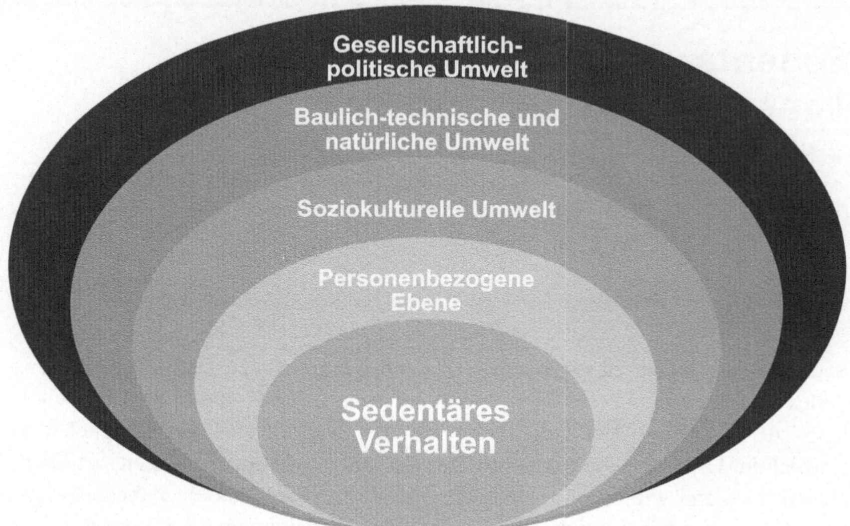

Abb. 3.1 Bedingungsebenen zur Erklärung des sedentären Verhaltens – vereinfacht und modifiziert nach Bucksch et al. (2010)

möglicherweise im Seminar die Möglichkeiten zu stehen und gleichzeitig mitzuschreiben, störe ich die hinter oder vor mir sitzenden Studierenden, wenn ich aufstehe? Als äußere Ebene wird die gesellschaftliche sowie politische Umgebung gefasst, die als zentrale Instanz alles Weitere mitgestaltet. Also inwieweit gibt es Vorgaben, die eine bestimmte Raumausstattung vorab festlegen oder inwieweit gute gesunde Lehre curricular in der Hochschullehre verankert ist? Aus gesellschaftlicher Perspektive ist nicht zu vergessen, dass Sitzen normativ „gesetzt" ist und als die Grundhaltung in Lernkontexten angesehen wird. Um sedentäres Verhalten aufbrechen zu können, ist dieses Geflecht an Einflussfaktoren, die sicherlich auch untereinander zusammenhängen, zunächst herauszustellen und zu verstehen (Owen et al. 2011).

In einem zweiten Schritt sollten deshalb Maßnahmen zur Reduzierung des sedentären Verhaltens wenn möglich an all diesen Bedingungsfaktoren ansetzen. Vereinfacht wird an dieser Stelle häufig daran appelliert verhaltens- und verhältnisorientiert vorzugehen. Gemeint ist damit letztlich zum einen z. B. die Überzeugung Studierender für die gesundheitliche und aufmerksamkeitsfördernde

Wirkung durch vermehrtes Durchbrechen der Sitzzeit in der Hochschullehre zu schärfen, um eine Einstellungsänderung respektive Verhaltensänderung zu provozieren (Verhaltensorientierung). Zum anderen gilt es gleichzeitig die Umgebung der Studierenden so auszurichten, dass mehr Bewegung und Aktivierung überhaupt räumlich möglich und sozial erwünscht wird (Verhältnisorientierung). Da es sich beim sedentären Verhalten stärker um ein Gewohnheitsverhalten handelt, ist der Einfluss der Umgebungsfaktoren vergleichsweise von stärkerer Bedeutung, wie weiter oben schon beim Vergleich mit dem Sporttreiben angedeutet (Bucksch et al. 2015). Letzteres ist auch von der Umwelt, aber zu größerem Anteil motivational erklärbar (Gardner et al. 2019).

Mittlerweile konnten auch Interventionsstudien zur Sitzreduktion im arbeitsweltlichen Kontext nachweisen, dass sie insbesondere dann erfolgreich sind, wenn sie die Umgebung beeinflussen und/oder sowohl verhaltens- und verhältnisorientiert vorgehen (Becker et al. 2019). Die Umgebung schließt nicht nur die Installation von höhenverstellbaren Tischen, sondern auch organisationale Vorgaben wie die Durchführung von z. B. Stehmeetings und insgesamt eine unterstützende Haltung von Führungskräften ein, um eine Kultur der Veränderung und damit ein normatives Umdenken zu erreichen (Shrestha et al. 2018).

Diese theoretischen Vorüberlegungen sind in die Konzeption des Heidelberger Modells bewegter Lehre eingeflossen und haben die Zusammenstellung der Bausteine beeinflusst, die im nachfolgenden Kapitel dargestellt werden.

Heidelberger Modell der bewegten Lehre

4

Die Praxis an Hochschulen schöpft die in Kap. 2 skizzierten gesundheitlichen und lernfördernden Potenziale bislang kaum aus. Der Besuch von Lehrveranstaltungen füllt das Sitzzeitkonto Studierender am stärksten und wird von ihnen als Haupthindernis für die Reduzierung sedentären Verhaltens im Kontext Studium identifiziert (Moulin und Irwin 2017). Das Heidelberger Modell der bewegten Lehre setzt hier an. In den nachfolgenden Unterkapiteln werden zunächst zentrale Grundgedanken des Modells vorgestellt (Abschn. 4.1) und anschließend seine Bausteine skizziert (Abschn. 4.2).

4.1 Grundidee

Das Heidelberger Modell der bewegten Lehre möchte eine stärkere *Menschgemäßheit* in der Lehre anbahnen, indem es das aufgezeigte menschliche Bedürfnis nach Sitzunterbrechung, Haltungswechsel und regelmäßiger Mikro-Bewegung – (Auf-)Stehen und (Umher-)Gehen – umsetzt. Bedürfnisbefriedigende Lehr- und Lernbedingungen werden dabei als lernfördernder Beitrag zur persönlichen Gesundheit Studierender betrachtet (Rupp 2019; Knörzer und Rupp 2010).

Mit der Idee, über gesundheitsbezogene Maßnahmen die Bildungs- und Lehrqualität – und damit das Kerngeschäft von Hochschulen – zu befördern, knüpft unser Modell an Vorüberlegungen zur „guten gesunden Schule" an. Danach werden Gesundheitsinterventionen mit derart (dem Kerngeschäft) dienender Ausrichtung seitens der (Hoch-)Schule eher akzeptiert und dauerhaft umgesetzt (Dadaczynski und Paulus 2011): Bewegungsförderung trägt zur Entwicklung einer besseren Bildungs- und Lehrqualität bei. Bewegte Lehre strebt damit die

R. Rupp et al., *Bewegte Hochschullehre*, essentials,
https://doi.org/10.1007/978-3-658-30572-7_4

15

Umsetzung einer guten (lerneffizienten) und gesunden (bewegten) Hochschullehre an.

Die Idee, bewegungsorientierte Gesundheitsförderung aus der randständigen Position des Hochschulsports in das Kerngeschäft „Lehre" von Hochschulen hereinzuholen, erreicht Dozierende wie Studierende in großer Zahl. Zugleich wird die sich in der Sitzlehre manifestierende Trennung von Geist und Körper in der hochschulischen Bildung überwunden. Wie skizziert, decken kognitions- und neurowissenschaftliche Befunde der letzten Jahre immer klarer eine enge Köper-Geist-Verbindung auf. Sie fordern entgegen der gängigen Lehr- und Lernpraxis dazu auf, zur Lernoptimierung die Körper der Menschen (aller Altersstufen) in den Lernprozess einzubinden. Wie wenig dieser Forderung mit bisherigen Bewegungsmaßnahmen entsprochen wird, soll zur weiteren Konkretisierung der Grundidee des Heidelberger Modells am Beispiel der Bewegungspause aufgezeigt werden.

Die Durchführung von Bewegungspausen in Lehrveranstaltungen stellt bislang das an deutschen Hochschulen zumindest etwas verbreitete Konzept dar. Sie werden aktuell an 18 von insgesamt 204 Universitäten und Fachhochschulen in Deutschland praktiziert (Mathews et al. 2019). Dabei werden Lehrveranstaltung mithilfe von Bewegungsübungen zur Aktivierung, Mobilisation, Kräftigung, Dehnung oder Entspannung für fünf bis zehn Minuten unterbrochen. Dies erzielt positive Effekte hinsichtlich Sitzunterbrechung, Bewegungsaktivierung und Aufmerksamkeitssteigerung Studierender. Bewegungspausen können somit einen wichtigen Beitrag für eine bewegte Lehre leisten (König et al. 2015). Allerdings wird mit der Unterbrechung von Lehre zugunsten von Bewegung wieder der klassischen Körper-Geist-Trennung entsprochen – entweder Lehre (Geist) oder Bewegung (Körper). Eine Integration von Bewegung in den Lernprozess findet nicht statt, das Bewegen wird vom Lernen (zeitlich) entkoppelt. Es stellt sich daher die Frage, in welcher Weise der bislang praktizierte ausschließliche Gebrauch von Bewegungspausen tatsächlich ein bewegungsförderndes Lehrkonzept unterstützt und die Pausen nicht nur als „Durchhaltespiele" einer traditionellen Sitzlehre dienen. Zudem hindern Bewegungs-Pausen Lehrende und Studierende für einen nicht unbeträchtlichen Zeitraum der Lehrveranstaltung daran, ihren eigentlichen Haupttätigkeiten (Lehren/Lernen) nachzugehen. Sie wirken entsprechend „lernzeitreduzierend", was einen zentralen Qualitätsaspekt (die aktive Nutzung von Lernzeit) von Lehre berührt (Neumann und Zimmermann 2020).

Vor diesem Hintergrund kann die Grundidee des Heidelberger Modells der bewegten Lehre weiter geschärft werden. Unser Anliegen ist es, eben auch Möglichkeiten aufzuzeigen, wie Bewegung mit dem hochschulischen Lehr-Lernprozess verknüpft werden kann, ohne dabei dessen inhaltlichen Ablauf zeitlich zu belasten. Dazu werden einfache Alltagsaktivitäten wie (Auf-)Stehen und (Umher-)Gehen fokussiert, die im Gegensatz zu intensiveren Bewegungspausenübungen (z. B. Tischliegestütz) zeitlich mit der Lehre synchronisiert werden können und diese „lernzeitschonend" begleiten (Neumann und Zimmermann 2020). So können beispielsweise Studierende in Lehrveranstaltungen an Sitz-Steh-Pulten ihre Haltung selbstbestimmt variieren und damit ihr sedentäres Verhalten regelmäßig unterbrechen bzw. reduzieren, ohne dadurch den inhaltlichen Ablauf der Lehre zu stören.

Konzepte sind dann zielführend, wenn sie die Menschen für lange Zeit weder zur Passivität noch zur Aktivität zwingen, sondern Spielräume zwischen diesen Polen erlauben. Der regelmäßige Wechsel zwischen physisch aktiven und physisch passiven Phasen in der Lehre hilft Studierenden, sedentärem Verhalten wirkungsvoll zu begegnen, aufmerksam zu bleiben und das eigene Lernen zu verbessern. Daher strebt das Heidelberger Modell eine Sitz-Steh-Bewegungsdynamik in Lehrveranstaltungen an, durch welche Studierende immer wieder einmal aus ihren Stühlen auf ihre Füße kommen und im Lehr-Lernprozess körperlich aktiv werden.

Derzeit verfolgte Ansätze zur Reduzierung sedentären Verhaltens im Hochschulsetting thematisieren sehr unterschiedliche Aspekte einer Bewegungsaktivierung in der Hochschullehre. Oft wird nur ein Aspekt herausgestellt (etwa der Einsatz von Sitz-Steh-Pulten in Lehrräumen), der aber für sich genommen sehr einseitig bleibt. So konnten beispielsweise Jerome et al. (2017) nachweisen, dass der Einsatz von Sitz-Stehpulten die studentische Sitzzeit in Lehrveranstaltungen zwar signifikant verringern, eine angestrebte Steigerung der Sitz-Steh-Bewegungsdynamik (Anzahl der Sitz-Steh-Bewegungsübergänge) allein allerdings nicht realisieren kann. Eine Kombination von Sitz-Stehpulten mit weiteren Maßnahmen, wie dem zusätzlichen Einsatz bewegungsaktivierender Lehrmethoden, könnte die gewünschte Dynamik verstärken. Ebenso unterstützt eine bewegungsfreundliche Lehrraumgestaltung die Umsetzung von Bewegungspausen. Daher ist das Heidelberger Modell mehrdimensional angelegt. In unserem Verständnis sind mindestens fünf Bausteine zu berücksichtigen, die untereinander synergistisch in Beziehung stehen und aus deren Zusammenfügen sich erst ein tragfähiges Konzept einer bewegten Lehre ergibt. Sie werden im nächsten Unterkapitel aufgezeigt und nacheinander kurz erläutert.

Auf den Punkt gebracht: Grundidee des Heidelberger Modells der bewegten
Lehre

- Sedentärem Verhalten Studierender dort entgegentreten, wo es stark und
  gewohnheitsmäßig ausgeprägt ist – in der Hochschullehre
- Menschengerechte Gestaltung von Hochschullehre durch Erfüllung des
  Körperbedürfnisses nach regelmäßiger Alltagsaktivität/Mikrobewegung
- Reduzierung bzw. regelmäßige Unterbrechung sedentären Verhaltens in
  der Hochschullehre mit leicht intensiven Alltagsaktivitäten
- Umsetzung einer guten (lerneffizienten) und gesunden Hochschullehre
  mittels Bewegungsaktivierung
- Förderung von Aufmerksamkeit, Konzentration, Motivation und Lern-
  leistung durch leicht bewegte Lehr-Lernprozesse
- Integration einer bewegungsorientierten Gesundheitsförderung in das
  Kerngeschäft von Hochschulen (Lehre)
- Stimulation der Körper-Geist-Verbindung statt Trennung von Körper
  und Geist in Bildungsprozessen
- Lernzeitschonende Verknüpfung und Synchronisation von
  Lehr-Lernprozessen mit leichter körperlicher Aktivität
- Kontinuierlicher Wechsel zwischen physisch aktiven und physisch
  passiven Lehr-/Lernphasen im Sinne einer Sitz-Steh-Bewegungsdynamik
- Mehrdimensionales Vorgehen hinsichtlich eines synergistischen Ein-
  satzes unterschiedlicher bewegungsaktivierender Aspekte

4.2   Bausteine einer bewegten Lehre

Die Suche nach tragfähigen Bausteinen für die Umsetzung einer bewegten
Hochschullehre kann auf bestehendem Wissen aufgebaut werden. Konzepte
einer „bewegten Schule" beschäftigen sich bereits seit über 30 Jahren u. a. mit
der Fragestellung, wie Lehr- und Lernprozesse mit Bewegung gesundheits- und
lernförderlich verknüpft werden können und identifizieren hierfür geeignete
Bausteine und Maßnahmen. Jüngst werden erste Überlegungen zur Übertrag-
barkeit dieser Erkenntnisse auf das System Hochschule angestellt (Cwierdzinski
2019; Kottmann et al. 2004). Wir knüpfen an diesen Vorüberlegungen an
und konkretisieren unsere Idee einer bewegten Hochschullehre anhand von
fünf Praxisbausteinen. In unserem Heidelberger Modell der bewegten Lehre

komponieren wir sie als Bausteine, die für sich stehen, aber jeweils in größere Zusammenhänge eingebettet sind (siehe Abb. 4.1). Umgeben werden sie von den Lebenswelten des Studierens und Arbeitens, auf die sie – über die Hochschullehre hinaus – bewegungsförderlich einwirken. Gleichzeitig beeinflussen diese Lebenswelten in umgekehrter Wirkrichtung aber auch deren Umsetzung. Die Bausteine werden im Folgenden nacheinander kurz erläutert.

Bewegende Methoden

Bewegende Methoden eröffnen Studierenden Gelegenheiten, in denen sie die starre Sitzordnung und -haltung im Lehrraum aufgeben und sich während der Lehre bewegen können. Kottmann et al. (2004) haben hierfür den Begriff des „methodenbezogenen Bewegens" geprägt und auf solche Arbeitsmethoden bezogen, die Lernenden eine bewegungsaktive, häufig auch eigentätige Auseinandersetzung mit dem Lerngegenstand erlauben.

Beispiele aus dem Kontext Hochschullehre sind:

- Punktabfragen auf Pinnwänden, z. B. als Feedback zur aktuellen Lehreinheit,
- Menschen außerhalb des Lehrraums interviewen,
- Sicherung von Arbeitsergebnissen durch Wandzeitungen,
- Podcast Walks im Freien – ausführlich Beschreibung in Abschn. 5.1.

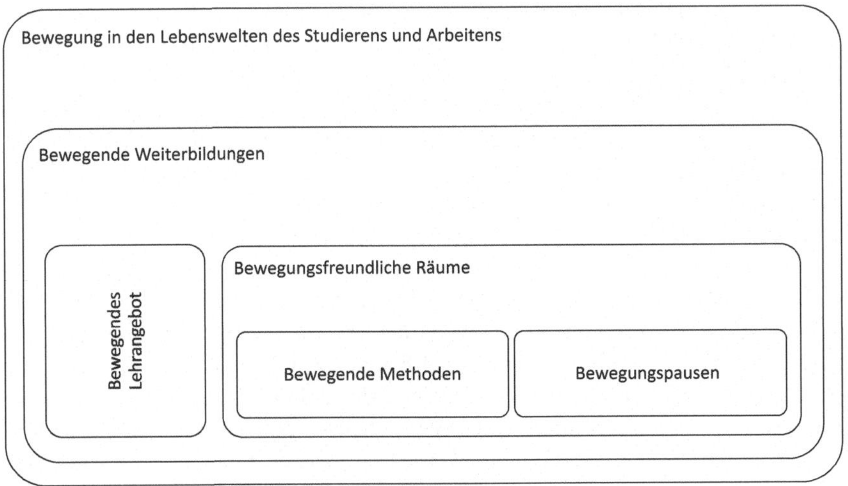

Abb. 4.1 Heidelberger Modell der bewegten Lehre

Mit bewegenden Methoden können Lehre und Bewegung zeitgleich ausgeführt und lernzeitschonend miteinander verknüpft werden. Da zwar ein methodischer, aber kein inhaltlicher Zusammenhang zwischen der Bewegung und dem Lehr-/Lerngegenstand besteht, ist die Möglichkeit eines studienfachunabhängigen und lehrnahen Einsatzes dieser Methoden gegeben. Auch wenn die damit verbundenen Bewegungsmöglichkeiten im Vergleich zu den Bewegungspausenübungen körperlich eher wenig fordernd sind, leisten sie einen wichtigen Beitrag zu einer gesundheits- und lernfördernden Gestaltung von Lehre (Kottmann et al. 2004 sowie Kap. 2).

Bewegendes Lehrangebot
Wir verstehen darunter curricular verankerte Studienangebote, in denen Studierende Möglichkeiten einer gezielten Bewegungsförderung für studiengangspezifische Settings und Anwendungsfelder nicht nur theoretisch kennenlernen, sondern diese im Lehrkontext auch praktisch umsetzen und erproben. Studierende erwerben dabei Strategien und Kompetenzen, um sowohl den eigenen Studienalltag als auch ihre zukünftigen berufsbezogenen Lehr-/Vortrags-/Seminar- oder Arbeitssituationen sitzzeitreduziert und bewegungsaktiv zu gestalten. Ein Beispiel hierfür ist:

- Das Modul „Bewegungsaktivierende Schul- und Unterrichtsgestaltung" an der Pädagogischen Hochschule Heidelberg, das unabhängig von Ausrichtung und Fächerwahl allen Lehramtsstudierenden und Studierenden der Prävention und Gesundheitsförderung offensteht – ausführlichere Darstellung unter Praxisbeispielen in Abschn. 5.2.

Für viele weitere Studiengänge, etwa Verwaltung, Betriebswirtschaftslehre oder Architektur, sind solche Angebote denkbar. Die Bandbreite der bewegenden Lehrangebote kann hierbei von einzelnen Seminaren über Module bis hin zu Studienergänzungen mit Zertifikatserwerb reichen. Beispiele sind hierfür nicht nur in Heidelberg, sondern beispielsweise auch in Wuppertal (Cwierdzinski 2019) und Salzburg (Studienergänzung „bewegtes Lernen") zu finden.

Alle diese formalisierten Angebote bergen ein enormes Multiplikatorenpotenzial, da sensibilisierte und qualifizierte Studierende in leitende und edukative Positionen streben, in denen sie zukünftig als Entscheidungsträger*innen und Vorbilder das Gesundheits- und Sitzverhalten andere Bevölkerungsgruppen beeinflussen. Werden bewegende Lehrangebote curricular verankert, tragen sie somit nachhaltig zur Bewegungsförderung Studierender bei. Durch die langfristige, fachspezifische, bewegte und prüfungsrelevante Auseinandersetzung mit Bewegungsförderung sind gute Bedingungen für einen nachhaltig wirkenden Lernprozess hin zu einem bewegten Studien- und Berufsalltag gegeben.

Bewegungsfreundliche Lehrräume

Lehrräume sind Arbeitsplätze und Lernorte für Studierende wie für Lehrende. In ihnen verbringen sie einen beträchtlichen Teil ihres Alltags. Die derzeitigen Lehrraumeinrichtungen lassen insbesondere durch die verwendeten Tische und Stühle kaum Bewegung zur Erfüllung des menschlichen Bewegungsbedürfnisses zu. Sie sind primär für eine Stillsitzlehre im Frontalunterricht konzipiert und unterstützen die Umsetzung hier präsentierter Bewegungsbausteine (bewegende Methoden, Bewegungspausen) durch fehlenden Bewegungsraum kaum. Für unser Modell einer bewegten Lehre ist deshalb wichtig, auch die alltägliche Arbeitsumgebung von Studierenden und Lehrenden bewegungsförderlicher zu gestalten.

Dies kann z. B. erreicht werden

- durch eine bewegungsfreundliche Raumaufteilung,
- durch den Einsatz bewegenden Mobiliars (z. B. rollbare Sitz-Stehpulte),
- durch Einbeziehung der Raumwände als Arbeitsflächen für Studierende,
- durch Einrichtung von Außenseminarräumen mit großzügigem Bewegungsraum.

Insbesondere der Einsatz bewegenden Mobiliars, wie das haltungsalternierende Lernen an Sitz-Stehpulten, birgt das Potenzial, ein Bewegen in der Lehre lernzeitschonend mit dem Lernprozess zu synchronisieren. Einer verbreiteten Umsetzung bewegungsfreundlicher Lehrräume an Hochschulen steht allerdings der Kostenfaktor entgegen. Vor diesem Hintergrund erscheinen andere Bausteine unseres Modells (Bewegungspausen oder bewegende Methoden) in der Umsetzung deutlich kostengünstiger und daher skalierbarer. Zudem zeigen erste Erfahrungen mit der Nutzung bewegungsfreundlicher Lehrräume im normalen Lehrbetrieb, dass deren bewegungsaktivierende Ausstattung nicht automatisch eine bewegte Lehre bedingt und sie oftmals im Sinne klassischer Sitzlehre genutzt werden (Rupp et al. 2019). An dieser Stelle wird erneut die gegenseitige Abhängigkeit verschiedener Bausteine einer bewegten Lehre deutlich. Dies gilt auch für den folgenden Baustein.

Bewegende Weiterbildungen

Die hier skizzierten Bausteine einer bewegten Lehre und die damit angestrebte bewegte Lehrpraxis weichen stark von den etablierten Lehrgewohnheiten Hochschuldozierender ab. Bewegungsorientierte Dozierendenbefragungen lassen erkennen, dass häufig zwar eine Offenheit für bewegungsaktivierende Maßnahmen besteht, zugleich jedoch Wissens- und Kompetenzdefizite bezüglich Zweck und konkreter Umsetzungsmöglichkeiten zu Unsicherheiten und mangelnder Sensibilität führen, um Bewegung in die eigene Lehre einzubinden (Rupp et al. 2019). Dies ist ein bedeutsames Hemmnis für eine breite Umsetzung aufgezeigter Bausteine einer bewegten Lehre. Dozierende stellen damit das entscheidende *Nadelöhr* dar, durch welches die Innovation einer bewegten Lehre hindurch muss (Neumann und Zimmermann 2020). Damit dies gelingt, gilt es Wissen, Sensibilität und Akzeptanz Dozierender für bewegungsaktivierende Maßnahmen zu stärken und sie zugleich in die Lage zu versetzen, diese kompetent in der eigenen Lehre zu realisieren.

Dies kann z. B. erreicht werden

- durch hochschulinterne Weiterbildungen zu Grundlagen bewegter Lehre,
- durch hochschuldidaktische Inhouse-Angebote für interessierte Fachabteilungen, Institute oder Fakultäten,
- durch bewegte Tagungen mit wissensvermittelnden Vorträgen und kompetenzvermittelnden Workshops zur Umsetzung einer bewegten Lehre,
- durch Video-Tutorials für Dozierende mit Anregungen zum bewegten Lehren oder zur effektiven Nutzung bewegungsfreundlicher Lehrräume.

Bewegende Weiterbildungen bilden für das Heidelberger Modell der bewegten Lehre einen wichtigen Schlüsselbaustein, insofern sie bei dem für dessen Realisierung entscheidenden Personenkreis (Dozierende) Grundlagen für die kompetente, motivierte und nachhaltige Anwendung und Umsetzung aller weiteren bewegenden Bausteine schaffen. Mit einer schwerpunktmäßigen Ausrichtung der Weiterbildung auf die Vermittlung voraussetzungsarmer Bausteine wie bewegende Methoden und Bewegungspausen kann die Umsetzung einer bewegten Lehre an Hochschulen kostengünstig und breit angebahnt werden.

Bewegungspause

Die Bewegungspause stellt eine Unterbrechung der Lehre zugunsten einer kurzzeitigen (meist fünf- bis zehnminütigen) Bewegungseinheit dar. Je nach Ausrichtung können mit ihr Ziele wie Aktivierung, Auflockerung, Kräftigung,

Dehnung, Entspannung oder Konzentrationsförderung verfolgt werden. Die dabei zum Einsatz kommenden Bewegungsübungen hängen in der Regel weder inhaltlich noch zeitlich mit dem behandelten Lehrstoff zusammen. Damit sind sie eher ergänzend zu unserer Grundidee einer lernzeitschonenden Verknüpfung und Synchronisation von Lehr-Lernprozessen mit leichter körperlicher Aktivität und nehmen in unserem Konzept eine untergeordnete Rolle ein. Evaluationen aus dem Kontext Hochschullehre unterstreichen jedoch auch eine hohe Akzeptanz von Bewegungspausen unter Studierenden und Lehrenden und ihren positiven Einfluss auf die Aufmerksamkeit Studierender während Lehrveranstaltungen (König et al. 2015). Da sie sich darüber hinaus dazu eignen, lange Sitzphasen in der Lehre regelmäßig, kurz und aktiv zu unterbrechen und damit sedentärem Verhalten effektiv entgegenzuwirken, sind sie als Baustein unseres Modells mitgedacht und gehören zweifelsfrei dazu.

Praxisbeispiele 5

Im Folgenden werden jeweils ausgewählte Beispiele für die Umsetzung der skizzierten Bausteine des Heidelberger Modells der bewegten Lehre ausführlicher vorgestellt. Es handelt sich dabei um Maßnahmen, die bereits eigens erprobt und in ausgewählten Teilen im Rahmen des von der Techniker Krankenkasse geförderten Projekts „Kopf-Stehen – Sitzzeitreduktion und Bewegungsaktivierung in der Hochschullehre" an der Pädagogischen Hochschule Heidelberg umgesetzt wurden.

5.1 Bewegende Methoden: „Podcast Walk"

Der Lehrvortrag gilt als die Standardmethode der universitären Bildung und Wissensvermittlung. Sie ist durch ein starkes Ungleichgewicht der Aktivitätsniveaus von Lehrenden und Studierenden geprägt. Lehrende sind während der Vermittlung von Fachwissen in der Regel geistig wie körperlich hoch aktiv: sie stehen auf, gehen beim Erklären umher, veranschaulichen Zusammenhänge durch Tafelanschriebe usw. Gleichzeitig wird die Aktivität der Studierenden auf ein kognitiv forderndes Zuhören in körperlich passiver Sitzhaltung reduziert, was körperliches Wohlbefinden wie auch geistige Aufmerksamkeit und Konzentration über die Unterrichtseinheit schnell schwächt.

Die Methode Podcast Walk haben wir entwickelt, um bislang unvereinbar scheinende Aktivitäten – Informationsvermittlung und Gehen – produktiv miteinander zu kombinieren. Sie bricht dabei an mehreren Stellen mit dem oben skizzierten Standardvorgehen in der Hochschullehre und führt eine doppelte Innovation ein: die Informationsvermittlung im Gehen und außerhalb des Hochschulgebäudes – unter freiem Himmel:

© Der/die Herausgeber bzw. der/die Autor(en), exklusiv lizenziert durch
Springer Fachmedien Wiesbaden GmbH, ein Teil von Springer Nature 2020
R. Rupp et al., *Bewegte Hochschullehre*, essentials,
https://doi.org/10.1007/978-3-658-30572-7_5

- Gehen statt sitzen
- Naturumgebung und Bewegungsraum statt überfülltem Lehrraum
- Frische Luft statt Atemnot
- Körper-Geist-Verbindung statt Trennung

Die Methode arbeitet mit didaktisierten (Audio-)Podcasts, die von Lehrenden oder Studierenden mit dem Ziel der Wissensvermittlung, -wiederholung oder -überprüfung niederschwellig erstellt werden. Die auf der Lernplattform der Hochschule unmittelbar vor Veranstaltungsbeginn hochgeladenen mp3 Dateien werden auf das eigene (mit Kopfhörern ausgestattete) mobile Endgerät gespielt. Anschließend spazieren die Studierenden gemeinsam mit dem/der Lehrenden als Gruppe 15 bis 20 min außerhalb des Hochschulgebäudes, während sie sich gleichzeitig den Podcast anhören. Dies kann beispielsweise als einleitendes Impulsreferat zu Beginn einer neuen Lehreinheit genutzt werden. Im direkten Anschluss an den „Hör-Gang" werden die Teilnehmenden – noch im Freien – zum Austausch angeregt, gemeinsam (Diskussion, Rundgespräch) oder in Kleingruppen. Ein weiterführender Podcast-Walk kann im Sinne eines kontinuierlichen methodischen Wechsels von Lehrvortrag (als Podcast) und Teilnehmendenaktivität folgen. Alternativ kehrt die Gruppe nach dem ersten Podcast Walk mit Diskussion zurück in den Lehrraum, wo das Gehörte und Diskutierte, nun wieder mit klassischen Mitteln, vertieft, ergänzt oder weitergeführt wird.

Auf innovative Art und Weise werden beim Podcast Walk Körper, Bewegung und der Aufenthalt im Freien in den Lehr-Lernprozess eingebunden und ohne größeren Zeitverlust mit einer Informationsvermittlung verknüpft. Bisherige Erfahrungen in eigenen Lehrveranstaltungen zeigen, dass Studierenden die wissensvermittelnden Walkingeinheiten als willkommene Alternative zum sedentären Standardlehrbetrieb positiv aufnehmen.

5.2 Bewegendes Lehrangebot: Modul „bewegungsaktivierende Schul- und Unterrichtsgestaltung"

Die Pädagogische Hochschule Heidelberg hat das Thema „Bewegungsaktivierung in Bildungskontexten" in ihrem Curriculum verankert und nimmt damit deutschlandweit eine Vorreiterrolle in der bewegten Lehrerbildung ein. Seit dem Sommersemester 2019 lernen die Studierenden im Modul „Bewegungsaktivierende Schul- und Unterrichtsgestaltung (BSU)", sowohl ihren als auch den Alltag anderer sitzzeitreduziert und bewegungsaktiv zu gestalten. Hierzu erwerben die

Studierenden Kompetenzen, um das Thema „Bewegung" lernwirksam und gesundheitsfördernd in den Schul- sowie ihren eigenen Studienalltag einzubringen. Ausgehend von den theoretischen und empirischen Erkenntnissen werden im Modul zudem praxisnahe Situationen aufgezeigt und erprobt, die den Studierenden einen unmittelbaren Praxistransfer ermöglichen. Die Abteilung Prävention und Gesundheitsförderung bringt das Modul im Rahmen des Übergreifenden Studienbereichs (ÜSB) aus, einem innovativen Studienbestandteil aller lehramtsbezogenen Studiengänge zur Entwicklung von Querschnittskompetenzen.

Das Rektorat der Hochschule unterstützt die curriculare Verankerung der Thematik ausdrücklich, da es in dem neuen Modul die Chance sieht, den Gesundheitsrisiken sedentären Verhaltens in Schule und Studium präventiv zu begegnen. Als Querschnittsaufgabe von Erziehungs- und Gesundheitswissenschaften birgt das Thema zudem die Chance auf disziplin- und fächerübergreifende Vernetzung: So können im BSU-Modul beispielsweise Lehramtsstudierenden eng mit Studierenden des Bachelorstudiengangs Prävention und Gesundheitsförderung zusammenarbeiten, was zu langfristigen Synergien führen kann.

Zukünftig kommt es im BSU-Modul zu einer weiteren disziplin- und fächerübergreifende Vernetzung. Es wird mit „(Digital) Bewegte Lehre" eine gemeinsame Lehrveranstaltung in der Verknüpfung von Medienkompetenz und Bewegungsförderung angeboten. In dieser Lehrveranstaltung sollen Lehramtsstudierende an beide Themen herangeführt werden. Digital unterstütztes Lehren und Lernen und die Förderung leichter körperlicher Aktivität im Unterricht werden somit nicht als zwangsläufig unüberbrückbarer Gegensatz dargestellt, sondern vielmehr ergänzend zu einander erlebbar gemacht. Studierende sollen in die Lage versetzt werden, die aktuell auf den Markt drängende Unterrichtstechnologie in diesem Bereich hinsichtlich ihrer didaktischen und methodischen (Bewegungs-)Potenziale einschätzen zu können, diese kompetent zu bedienen und Vorschläge für die Weiterentwicklung solcher Systeme zu entwickeln. Alle Lehrveranstaltungen des BSU-Moduls werden in bewegungsfreundlich gestalteten Lehrräumen der PH Heidelberg ausgebracht. Hier können methodisch-didaktische mit digitalen und räumlichen (Bewegungs-)Potenzialen synergistisch zusammengeführt werden.

5.3 Bewegungsfreundliche Lehrräume: „Stehlabor" und „Seminarwiese"

Über raumgestalterische Maßnahmen, wie die (Teil-)Ausstattung von Lehrräumen, Lesebereichen der Bibliothek und Fluren mit Sitz-Stehpulten, wird die Idee einer bewegten Lehre an der PH Heidelberg breit unterstützt. Im sogenannten „Stehlabor" der Hochschule werden verschiedene Zugänge zur Umsetzung bewegungsfreundlicher Lehrräume gebündelt.

Das Stehlabor wurde nach aktuellen Erkenntnissen der Lernraumgestaltung konzipiert. Ziel des ganzheitlichen Raumkonzeptes ist die Schaffung einer (bewegungs-)anregenden und kommunikationsfördernden Lernatmosphäre. Dazu werden neben hochwertigen Sitz-Stehmöbeln und Stehzubehör auch Farb- und Naturelemente in den Raum integriert. Das Stehlaborkonzept würdigt den Raum als „dritten Pädagogen".

Um eine Sitz-Stehdynamik erfolgreich zu implementieren, wurden für den auf 25 Personen ausgelegten Raum 10 Wackelhocker zum bewegten Sitzen angeschafft und die restlichen Plätze mit Stehzubehör (Matten, Stehboards) ausgestattet. Die Hocker werden in einem rotierenden System nach jeweils 20 bis 30 min an die stehenden Studierenden weitergereicht.

Die rollbaren Sitz-Stehpulte ermöglichen zudem eine schnelle und einfache Anpassung des Raumes an die jeweilige Lehrsituation (z. B. Neuanordnung für Gruppenarbeitsphasen). Studierende und Lehrende können sich den Raum so bedürfnisorientiert zusammenstellen (siehe Abb. 5.1).

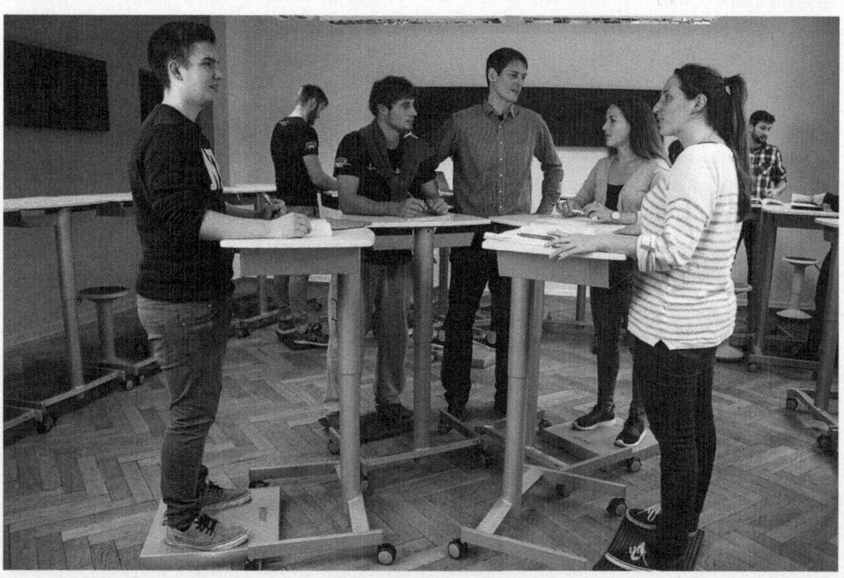

Abb. 5.1 Das Stehlabor der PH Heidelberg im Seminareinsatz

Der Raum wird als Experimentallabor verstanden, in dem Lehrende gemeinsam mit (Lehramts-)Studierenden die Möglichkeiten, aber auch Probleme einer bewegten Lehr- und Lernkultur praktisch und theoretisch reflektiert erproben, um so exemplarische Lösungen für eine neue Kultur des bewegten, selbstbestimmten und kooperativen Lernens zu entwickeln. Gleichzeitig können die Studierenden am eigenen Leib erfahren, wie eine solche veränderte Lehr-/ Lernkultur wirkt, um später diese Erfahrungen in die eigene Berufspraxis als Lehrende einzubringen.

Als alternatives Modell eines bewegungsfreundlichen Lehrraums wurde auf dem Campus der Pädagogischen Hochschule im April 2019 die so genannte Seminarwiese eröffnet. Diese ermöglicht naturnahe und bewegte Lehrveranstaltungen sowie Arbeitssitzungen unter freiem Himmel. Dafür haben Studierende der Fächer Technik und Biologie in Kooperation mit dem Projekt Kopf-Stehen und mit Unterstützung des Rektorats in Lehrveranstaltungen Konzepte für die Gestaltung des Außenbereiches erarbeitet. Auftrag war, (bewegendes) Mobiliar, raumgestalterische Ideen für kollaborative Arbeitsformen und ein unter ökologischen Gesichtspunkten sinnvolles Bepflanzungskonzept zu entwickeln. Es entstand unter partizipativer Mitwirkung der Studierenden ein weitläufiger bewegungsfreundlicher Außenseminarraum, bestehend aus mehreren Stehtischen und Sitztischgruppen zum regelmäßigen Haltungswechsel, Wandtafeln zum Arbeiten und Präsentieren im Stehen und Hochbeeten, die den Lehr- und Arbeitsbereich visuell abgrenzen.

5.4 Bewegende Weiterbildungen: Inhouse-Angebot „bewegungsaktivierend lehren und lernen"

Mit und durch Bewegung die Qualität der Lehre steigern – das klingt für viele Lehrende zunächst einmal ungewohnt. Deshalb wurde in Kooperation mit der Akademie für wissenschaftliche Weiterbildung an der PH Heidelberg eine hochschuldidaktische Weiterbildung „Bewegungsaktivierend lehren und lernen" eingerichtet (siehe auch https://www.ph-akademie.de/seminarangebot/hochschuldidaktik-2/). Sie führt Lehrende in das hier skizzierte Heidelberger Modell der bewegten Lehre grundlegend ein.

Dazu wird ein breites Spektrum bewegungsaktivierender Ansätze präsentiert und erprobt. Diese reichen von kurzen Bewegungspausen zur Förderung von Konzentration und Spaß über bewegende Lehrmethoden, die Mikro-Bewegungen beiläufig und lernzeitschonend initiieren und ein „unterrichtsnahes Bewegen" ermöglichen, bis hin zu innovativen Lehr-Lernformaten, die aus gewöhnlichen Sitzungen gelungene „Gehungen" oder sogar Walking-Seminare werden lassen. Die Lernziele der Weiterbildung lassen sich wie folgt zusammenfassen:

- Teilnehmende kennen theoretische und empirische Hintergründe und Zugänge für eine bewegte Lehre entlang des Heidelberger Modells.
- Teilnehmende können Bewegung lernwirksam und gesundheitsfördernd in ihre Lehrpraxis einbinden.
- Teilnehmende erkennen Sitzen als gesundheitliches Problem.
- Teilnehmende kennen Bezüge zwischen Bewegungsaktivierung und teilnehmerzentrierter Didaktik.
- Teilnehmende verfügen über ein vielfältiges Repertoire an erprobten bewegenden Methoden für die eigene Lehrpraxis.

5.5   Bewegungspause: „Studentische Bewegungsmelder" und „Bewegungspausen-Sticker"

Auch wenn die Bewegungspause den bekanntesten Baustein einer bewegten Lehre darstellt, ist deren Umsetzung an deutschen Hochschulen noch kaum realisiert (Mathews et al. 2019). Dort wo Bewegungspausen in Lehrveranstaltungen umgesetzt werden, wird dies häufig über ein Buchungssystem organisiert, über das externe Übungsleitende oder Trainer*innen zu einem vorab festgelegten Zeitpunkt die Lehrveranstaltung besuchen und die Pausen durchführen. Das Konzept ist zeitlich und inhaltlich relativ unflexibel, insofern Lehrende bereits vorab festlegen müssen, zu welchem Zeitpunkt eine Bewegungspause durchgeführt werden soll und diese dann von Externen ausgebracht wird, die aufgrund von Nichtteilnahme weder mögliche inhaltliche Anknüpfungspunkte noch den aktuellen Aktivierungs-, Entspannung- oder Konzentrationsbedarf der Lerngruppe genau kennen. Zudem fallen für solche Buchungs- und Trainer*innen-System Kosten an. Daher werden an der Pädagogischen Hochschule Heidelberg andere Umsetzungswege verfolgt.

Im Bachelorstudiengang Prävention und Gesundheitsförderung belegen Studierende im Erstsemester-Modul „Pädagogische Grundlagen" das bewegende Lehrangebot „Aktivieren und Bewegen". Zentrale Inhalte des Seminars mit Übungsanteilen sind Ansätze zur Reduzierung eines sitzenden Lebensstils und zur Förderung von Alltagsaktivitäten in Studium und Beruf. Studierende erwerben hier die Kompetenz, Bewegungspausen für verschiedene Settings und Zielgruppen zu konzipieren und diese selbstständig durchzuführen.

Mit dieser Expertise ausgestattet kommt ihnen im weiteren Studienverlauf in selbst besuchten Lehrveranstaltungen die Rolle als „Bewegungsmelder" zu, die aufkommenden Bewegungs- und Pausenbedarf bei den Lehrenden anzeigen und sodann aus ihrer (studentischen) Sicht geeignete Bewegungspausen zu geeigneten Zeitpunkten mit der Gesamtgruppe eigenständig durchführen. Über den Studiengang hinaus wirkt dieser Ansatz, insofern die qualifizierten Studierenden ab dem zweiten Semester im studentischen und betrieblichen Gesundheitsmanagement der Pädagogischen Hochschule Heidelberg zum Einsatz kommen und Bewegungspausen für Angestellte und (Lehr-)Veranstaltungen anderer Studiengänge durchführen.

Zudem haben Studierende der Prävention und Gesundheitsförderung im Rahmen besuchter Lehrveranstaltungen zur Bewegungsförderung eigenständig einen hoch innovativen Zugang zur niederschwelligen Organisation und Umsetzung von Bewegungspausen in Lehrveranstaltungen entwickelt. Die Maßnahme beinhaltet das Bekleben von Stühlen in Seminarräumen und Hörsälen mit Stickern, die Kurzanleitungen für Bewegungspausenübungen enthalten. Dies ermöglicht Lehrenden ohne Vorbereitungsaufwand und auf ganz einfache Weise Bewegung in Ihre Lehrveranstaltung zu integrieren. Sie müssen dazu lediglich Studierende zu geeigneten Zeitpunkten auf die eigenständige Umsetzung präsentierter Übungen auf den Stuhlstickern verweisen und ihnen hierfür etwas Zeit einräumen. Die Sticker enthalten ein Icon, das die Übung abbildet und einen QR Code, der zu einer animierten Grafik verlinkt, welche die Übung demonstriert.

Gedanken zur Umsetzung 6

Es wird ersichtlich, dass die Einführung des Heidelberger Modells bewegter Lehre zahlreiche Veränderungsimpulse für den Hochschulalltag hervorruft, die mit der etablierten Norm traditioneller Sitzlehre brechen. Im Folgenden werden ausgewählte handlungsleitende Gedanken und Erfolgsfaktoren für die Umsetzung dargelegt, die sich aus den eigenen Erfahrungen speisen.

Lehrende als zentrale Beweger*innen der Hochschule
Betrachtet man die fünf Bausteine des Heidelberger Modells, sind diese in ihrer Umsetzung stets vom Verhalten der Lehrenden abhängig. Lehrende entscheiden mit ihrer (didaktischen) Vorbereitung, ob in Seminaren und Vorlesungen bewegende Methoden angewendet werden. Ob Studierende während Lehrveranstaltungen stehen oder Bewegungspausen durchführen dürfen oder gar dazu ermutigt werden, liegt ebenfalls im Ermessen der Lehrenden. Auch obliegt ihnen die Ausschöpfung der Möglichkeiten bewegungsaktivierender Räume. So können Bewegungsimpulse z. B. durch eine angeleitete Neuordnung des (roll-/verschiebbaren) Mobiliars gegeben werden. Erfahrungen aus der PH Heidelberg zeigen, dass beispielsweise mit Sitz-Stehmobiliar ausgestattete Räume erst zu einer gesteigerten Sitz-, Steh- Bewegungsdynamik in Lehrveranstaltungen führen, wenn Lehrende die Flexibilität des Mobiliars für Arbeitssituationen wie Gruppenarbeitsphasen nutzen und Studierende aktiv dazu ermuntern, die Sitz-Stehpulte im Stehen zu nutzen. Es wird deutlich, dass Lehrende den Dreh- und Angelpunkt einer gelingenden Umsetzung bilden. Deshalb gilt es, Dozierende zu motivieren, zu überzeugen und insbesondere für eine bewegte Gestaltung ihrer Lehre zu qualifizieren.

R. Rupp et al., *Bewegte Hochschullehre*, essentials,
https://doi.org/10.1007/978-3-658-30572-7_6

Hochschuleigene Kompetenzen nutzen

Die Umsetzung kann jedoch nicht ausschließlich eine Angelegenheit der Motivation oder Qualifizierung der Lehrenden sein. Gerade eine hochschulweite Öffnung für das Thema oder die Schaffung von einer adäquaten räumlichen Ausstattung geht über den einzelnen Hochschullehrer*in oder Dozierende(n) hinaus. Insofern sollte für die Umsetzung einzelner Bausteine auf in der eigenen Hochschule vorhandene fachliche Expertise zurückgegriffen werden. Verschiedene Erfahrungen konnten wir in diesem Zusammenhang auch an der Pädagogischen Hochschule Heidelberg sammeln. Studiengänge wie der Sport oder die Gesundheitsförderung können Übungskonzepte und Anleitungen für Bewegungspausen erstellen und studentische Pausentrainer*innen/Bewegungsmelder ausbilden. Medienpädagog*innen können bei der Nutzung von digitalen Tools für bewegte Lehre unterstützen, Innenarchitekt*innen bei der Konzeption einer bewegungsfreundlichen Raumumgestaltung begleiten. Alle diese Kompetenzen sind häufig vorhanden, werden jedoch oftmals nicht abgerufen. Sie können einen wichtigen Beitrag leisten, das Thema hochschulintern oder zumindest in ausgewählten Abteilungen und Studiengängen weiterzuverbreiten und in die Umsetzung zu bringen.

Interdisziplinäre Impulse in der Lehre setzen

Eng mit dem vorherigen Punkt verbunden ist das Setzen von interdisziplinären Impulsen in der Lehre zum Thema Sitzen und Mikrobewegungen. Eigene Erfahrungen konnten u. a. in der Zusammenarbeit mit den Lehramtsstudienfächern Technik und Biologie gesammelt werden, wo es um die Gestaltung eines Freiluftseminarraums, der Seminarwiese der PH Heidelberg ging (siehe Abschn. 5.3). Erfolgsgeheimnis war hierbei jeweils, dass einzubeziehende Fächer aus ihrer fachlichen Perspektive das Thema entdecken und aus dieser einen Beitrag leisten können. Also wie sehen z. B. wetterfeste Steharbeitsplätze aus? Dieses Vorgehen hat Vorteile, die weit über eine Kostenersparnis hinausgehen. Es erlaubt Studierenden, Seminarleistungen zu erbringen, die der Gesundheitsförderung ihrer eigenen Peer-Group dienen. Dies kann die wahrgenommene Sinnhaftigkeit und Motivation für die Erbringung einer Seminarleistung erhöhen und fördert zugleich eine intensive inhaltliche Auseinandersetzung mit den Themen Sitzzeitreduktion und bewegte Lehre.

Soziale und organisationale Unterstützung

Die soziale und organisationale Unterstützung für eine Idee/ein Vorhaben zu wissen, gilt als ein zentrales Erfolgskriterium. Diese Erfahrung konnten wir auf verschiedenen Ebenen einerseits im kollegialen Kreis der eigenen Abteilung und andererseits auf leitender Ebene (in unserem Fall das Rektorat) sammeln. Nur mit dieser Form der Unterstützung kann langfristig eine positive Vorbildfunktion, Engagement und Ermutigung von Lehrenden in der bewegten Lehre erreicht werden. Auch wird dann das eigene Verhalten reflektiert und im besten Fall verändert. Daneben werden räumliche Veränderungen oder Anschaffung von Mobiliar wahrscheinlicher, wenn Bestellpraktiken angepasst werden oder Qualitätssicherungsmittel zur Verbesserung der Lehre spezifisch eingesetzt werden dürfen. Daher empfehlen wir, das soziale und organisationale Umfeld in die Umsetzung des Heidelberger Modells bewegter Lehre zu involvieren und deren Unterstützung für Studierende und Kolleg*innen sichtbar zu machen und zu kommunizieren.

Kombination unterschiedlicher Bausteine auf Verhaltens- und Verhältnisebene
In den theoretischen Überlegungen (Kap. 3) wurde mit den Bedingungsebenen zur Erklärung sedentären Verhaltens dargestellt, dass es zahlreiche Einflussfaktoren gibt, die das Sitzverhalten im Hochschulalltag bedingen. Daraus leitet sich ab, und wird durch unsere Erfahrungen unterstrichen, dass die Motivation Studierender und Lehrender zu Bewegungspausen und bewegenden Methoden einen Unterschied machen kann. Allerdings wird dieser Veränderungs- bzw. Umsetzungsprozess in Praxis wesentlich erleichtert, wenn die räumlichen Rahmenbedingungen bereitstehen. Viele unserer Studierenden der Prävention und Gesundheitsförderung würden im Seminar gerne regelmäßig aufstehen. Allerdings steht dem der Wunsch entgegen, sich Notizen zu machen. Durch die Bereitstellung von einfachen Tischaufsätzen wurde in ausgewählten Räumen mittlerweile Abhilfe geschafft. Es wird an diesem Beispiel deutlich, wie stark sich Verhaltens- und Verhältnisänderung einander ergänzen. Deshalb führt, wenn immer möglich, die Kombination von Bausteinen auf der Verhaltens- und Verhältnisebene zu einer nachhaltigen und in Teilen leichteren Umsetzung.

Langer Atem …
Und zu guter Letzt braucht es einen langen Atem. Verhaltensänderung stellt sich nicht schnell ein. Insbesondere bei einem Gewohnheitshandeln und zugleich Ablösung einer bislang vorherrschenden Norm wie der Stillsitzlehre ist Durchhaltevermögen gefragt, um eine neue, bewegungsfreundliche Lehr-Lernkultur im Hochschulalltag zu etablieren. Auch wenn zunächst der Neuigkeitswert in der Lehre viele Studierende und Lehrende reizt und bewegte Formate erprobt werden, muss immer wieder an das Aufbrechen von Sitzgelegenheiten gedacht werden und neue Impulse müssen gesetzt werden. Nur die Routine in der Lehrvorbereitung und -umsetzung mit bewegten Formaten wird nachhaltig eine

neue Gewohnheit setzen können und Liebgewonnenes kann hinter sich gelassen werden. Und auch mal Sitzen, verbunden mit der Co-Aktivität „Nachdenken", tut durchaus gut und ist auch bei uns im Standardrepertoire nicht verloren gegangen.

Auf den Punkt gebracht: Erfolgsfaktoren für die Umsetzung

- Lehrende als zentrale Beweger*innen der Hochschule
- Hochschuleigene Kompetenzen nutzen
- Interdisziplinäre Impulse in der Lehre setzen
- Soziale und organisationale Unterstützung
- Kombination unterschiedlicher Bausteine auf Verhaltens- und Verhältnisebene
- Langer Atem …

Fazit

Die Integration von (Mikro-)Bewegung in die Hochschullehre stellt ein neues Thema dar, dessen Relevanz wir durch aktuelle Erkenntnisse aus verschiedenen Forschungsgebieten empirisch begründet haben. Neben der Reduzierung gesundheitsschädlicher Effekte langen Sitzens im Studium lässt sich insbesondere über die Bewegungsaktivierung in der Lehre auch positiv auf die Lernleistung sowie die akademische Leistung insgesamt positiv einwirken. Die Verknüpfung von Gesundheitsförderung mit dem zentralen Organisationsziel einer qualitätsvollen Lehre in Hochschulen scheint auf diesem Wege möglich und lohnend. Mit diesem Ansatz lässt sich ein Beitrag zur guten gesunden Lehre leisten.

Mit unseren theoretischen Überlegungen zur Veränderung sedentären Verhaltens haben wir aufgezeigt, dass normativ gesetzte Stillsitzlehre nur schwer zu durchbrechen ist. Zahlreiche Bedingungsfaktoren auf verschiedenen Ebene müssen hierfür komplex bearbeitet und berücksichtigt werden, um nachhaltig Unterschiede herbeizuführen. Auf dieser Basis haben wir die Bausteine des Heidelberger Modell der bewegten Lehre komponiert und erprobt. Dieser mehrdimensionale Ansatz konkretisiert sich in fünf Bausteinen, die untereinander synergistisch in Beziehung stehen und im Idealfall in ihrer Verknüpfung umgesetzt werden sollten, um seinem theoretischen Mehrwert gerecht zu werden.

Neben der theoretischen Gebundenheit sind wir mit unserer Grundidee einer menschengerechteren Gestaltung von Hochschullehre verpflichtet. Zentrales Ziel bleibt es, Mikrobewegung mit dem Lehr-Lernprozess (lernzeitschonend) zu verknüpfen. Insofern ist unserer Auffassung nach die Umsetzung jedes einzelnen Bausteins ein Gewinn für Lehrende und Lernende. Sind die Bausteine gegeneinander zu werten und in eine hierarchische Systematik einzuordnen, lässt sich der Baustein „bewegende Weiterbildungen" als übergeordneter Schlüsselbaustein herausstellen. Er stellt eine adäquate Umsetzung aller weiteren Bausteine

R. Rupp et al., *Bewegte Hochschullehre*, essentials,
https://doi.org/10.1007/978-3-658-30572-7_7

sicher bzw. schafft Voraussetzungen für deren Umsetzung, sofern Lehrende nicht mit der Thematik vertraut sind. Denn nur wenn Dozierende über Weiterbildungsangebote für die Notwendigkeit und Vorteile einer bewegten Lehre sensibilisiert und ihre kompetente und nachhaltige Umsetzung qualifiziert und motiviert werden, profitiert die eigentlich Zielgruppe der Studierenden davon. Der praktisch orientierte Baustein „bewegende Methoden" ist der Idee einer Synchronisation von Lehr-Lernprozessen mit leichter körperlicher Aktivität besonders verpflichtet, indem er einen kontinuierlichen Wechsel zwischen physisch aktiven und physisch passiven Lehr-/Lernphasen lernzeitschonend ermöglicht. Der Baustein „bewegungsfreundliche Lehrräume" erleichtert die Umsetzung von bewegenden Methoden und Bewegungspausen, indem er einen ausreichenden und auf die Lehrsituation abgestimmten Bewegungsraum anstrebt. Der Baustein „bewegendes Lehrangebot" hingegen birgt auf curricularer Ebene ein besonderes (Multiplikatoren-)Potenzial, um körperlich aktive Lehr-, Lern- und Arbeitsstile in der Gesellschaft zu verbreiten.

Mit unserem Modell führen wir mehrere Innovationen zugleich in den Hochschulkontext ein. Zum einen sind unsere Bausteine bewegende Methoden, bewegendes Lehrangebot und bewegende Weiterbildungen (mit Schwerpunkt jenseits der Bewegungspause) bisher im Hochschulsetting kaum bekannt und für dieses erläuternd beschrieben. Selbst für etablierte Zugänge wie die Bewegungspause führen wir Innovationen auf der Umsetzungsebene ein – z. B. die beschriebenen Bewegungspausensticker. Zum anderen überwinden wir mit unserem mehrdimensionalen Ansatz den bisher dominanten Zugang, Hochschullehre über isolierte Einzelmaßnahmen (v a. Durchführung von Bewegungspausen) in Bewegung bringen zu wollen. Die gemeinsame Umsetzung der hier skizzierten fünf Bausteine entspricht unseren Erfahrungen nach einem Idealzustand, der hohes synergistisches (Bewegungs-)Potenzial für eine aktivierende und lebendige Hochschullehre birgt. Allerdings kann bereits die Umsetzung einzelner Bausteine Gewinn bringen. Angesichts der Vielfalt unterschiedlicher Fachdisziplinen, organisationaler und räumlich-technischer Rahmenbedingungen in der Hochschullandschaft, wird die konkrete Schwerpunktsetzung und Ausgestaltung des Heidelberger Modells bewegter Lehre von Hochschule zu Hochschule variieren. In Abhängigkeit der jeweiligen Rahmenbedingungen können bei der Umsetzung individuelle Schwerpunkte gesetzt werden. Besonderen Wert haben hierfür aus unserer Sicht „bewegende Methoden", die alltagsnahe und lernzeitschonende Möglichkeiten bieten, Bewegungsaktivierung und Sitzunterbrechung niederschwellig in die eigene Lehre zu integrieren. An einer systematischen Zusammenstellung bewegender Methoden arbeiten wir aktuell, um zur Anregung einer methodisch vielfältigen, menschengemäßen Hochschullehre beitragen zu können.

Auch für das Heidelberger Modell der bewegten Lehre gilt die Devise, den ersten Schritt zu tun und dann in Bewegung zu bleiben. Hierfür haben wir innovative Wege aufgezeigt.

Was Sie aus diesem *essential* mitnehmen können

- Führt in ein praxisorientiertes Lehr- und Lernkonzept ein, das Dozierende anregt und Ideen vorschlägt, um Studierende durch Bewegung zu aktivieren und zu motivieren.
- Integriert aktuelle Erkenntnisse aus den Gesundheits-, Arbeits-, Lern- und Kognitionswissenschaften in ein handhabbares Baustein-Konzept.
- Die Einführung bewegter Lehrformate birgt einen doppelten Benefit: die Förderung von Studierendengesundheit und von akademischer Leistungsfähigkeit.
- Die Veränderung der normativ gesetzten Stillsitzlehre ist ein schwieriges Unterfangen, das über zahlreiche Bedingungsfaktoren auf verschiedenen Ebene komplex bearbeitet werden muss.
- Lehrende sind die zentralen Beweger*innen der Hochschule. Deshalb gilt es Dozierende zu motivieren, zu überzeugen und insbesondere für eine bewegungsaktivierende Gestaltung ihrer Lehre zu qualifizieren.

Literatur

Álvarez-Bueno, C., Pesce, C., Cavero-Redondo, I., Sánchez-López, M., Garrido-Miguel, M., & Martínez-Vizcaíno, V. (2017). Academic achievement and physical activity: A meta-analysis. *Pediatrics, 140*(6), e20171498.

Bauman, A. E., Petersen, C. B., Blond, K., Rangul, V., & Hardy, L. L. (2018). The descriptive epidemiology of sedentary behaviour. In M. Leitzmann, C. Jochem, & D. Schmid (Hrsg.), *Sedentary behaviour epidemiology* (S. 73–106). Cham: Springer.

Becker, I., Wallmann-Sperlich, B., Rupp, R., & Bucksch, J. (2019). Interventionen zur Reduzierung sitzenden Verhaltens am Büroarbeitsplatz – Eine systematische Literaturanalyse. *Gesundheitswesen, 81*(8–09), 606–614.

Benzo, R. M., Gremaud, A. L., Jerome, M., & Carr, L. J. (2016). Learning to stand: The acceptability and feasibility of introducing standing desks into college classrooms. *International journal of environmental research and public health, 13*(8), 823.

Best, J. R. (2010). Effects of physical activity on children's executive function: Contributions of experimental research on aerobic exercise. *Developmental review: DR, 30*(4), 331–551.

Biddle, S. J. H., Bennie, J. A., Bauman, A. E., Chau, J. Y., Dunstan, D., Owen, N., Stamatakis, E., & van Uffelen, J. G. Z. (2016). Too much sitting and all-cause mortality: Is there a causal link? *BMC Public Health, 16,* 635.

Biswas, A., Oh, P. I., Faulkner, G. E., Bajaj, R. R., Silver, M. A., Mitchell, M. S., & Alter, D. A. (2015). Sedentary time and its association with risk for disease incidence, mortality, and hospitalization in adults: A systematic review and meta-analysis. *Annals of internal medicine, 162*(2), 123–132.

Blair, S. N. (2009). Physical inactivity: The biggest public health problem of the 21st century. *British journal of sports medicine, 43*(1), 1–2.

Bucksch, J., & Schlicht, W. (2014). Sitzende Lebensweise als ein gesundheitlich riskantes Verhalten. *Deutsche Zeitschrift für Sportmedizin, 65*(1), 15–21.

Bucksch, J., & Wallmann-Sperlich, B. (2016). Aufstehen, Hingehen, Treppensteigen – die gesundheitliche Relevanz von Alltagsaktivitäten. *Public Health Forum, 24*(2), 73–75.

Bucksch, J., Finne, E., & Geuter, G. (2010). *Bewegungsförderung 60+: Theorien zur Veränderung des Bewegungsverhaltens im Alter – eine Einführung.* Düsseldorf: Landesinstitut für Gesundheit und Arbeit des Landes Nordrhein-Westfalen.

Bucksch, J., Wallmann-Sperlich, B., & Kolip, P. (2015). Führt Bewegungsförderung zu einer Reduzierung von sitzendem Verhalten? *Prävention und Gesundheitsförderung, 10*(4), 275–280.

Castro, O., Bennie, J., Vergeer, I., Bosselut, G., & Biddle, S. (2018). Correlates of sedentary behaviour in university students: A systematic review. *Preventive medicine, 116,* 194–202.

Contardo Ayala, A. M., Sudholz, B., Salmon, J., Dunstan, D. W., Ridgers, N. D., Arundell, L., & Timperio, A. (2018). The impact of height-adjustable desks and prompts to break-up classroom sitting on adolescents' energy expenditure, adiposity markers and perceived musculoskeletal discomfort. *PloS one, 13*(9), e0203938.

Cwierdzinski, P. (2019). Von der bewegten Schule zur bewegten Lehrerbildung – eine Offerte. In E. Balz (Hrsg.), *Arbeitsbereich Sportpädagogik* (S. 161–172). Düren: Shaker.

Dadaczynski, K., & Paulus, P. (2011). Gesundheitsmanagement in der guten gesunden Schule. In W. Dür & R. Felder-Puig (Hrsg.), *Lehrbuch schulische Gesundheitsförderung* (S. 164–178). Bern: Huber.

Dupont, F., Léger, P.-M., Begon, M., Lecot, F., Sénécal, S., Labonté-Lemoyne, E., & Mathieu, M.-E. (2019). Health and productivity at work: Which active workstation for which benefits: A systematic review. *Occupational and environmental medicine, 76*(5), 281–294.

Ekelund, U., Steene-Johannessen, J., Brown, W. J., Fagerland, M. W., Owen, N., Powell, K. E., Bauman, A., & Lee, I.-M. (2016). Does physical activity attenuate, or even eliminate, the detrimental association of sitting time with mortality? A harmonised meta-analysis of data from more than 1 million men and women. *Lancet (London, England), 388*(10051), 1302–1310.

Ekelund, U., Tarp, J., Steene-Johannessen, J., Hansen, B. H., Jefferis, B., Fagerland, M. W., Whincup, P., Diaz, K. M., Hooker, S. P., Chernofsky, A., Larson, M. G., Spartano, N., Vasan, R. S., Dohrn, I.-M., Hagströmer, M., Edwardson, C., Yates, T., Shiroma, E., Anderssen, S. A., & Lee, I.-M. (2019). Dose-response associations between accelerometry measured physical activity and sedentary time and all cause mortality: Systematic review and harmonised meta-analysis. *The BMJ, 366.*

Felez-Nobrega, M., Hillman, C. H., Dowd, K. P., Cirera, E., & Puig-Ribera, A. (2018). ActivPAL™ determined sedentary behaviour, physical activity and academic achievement in college students. *Journal of sports sciences, 36*(20), 2311–2316.

Fröböse, I., & Wallmann-Sperlich, B. (2016). *Der DKV-Report 2016: Wie gesund lebt Deutschland?* Köln: Zentrum für Gesundheit durch Sport und Bewegung der Deutschen Sporthochschule Köln.

Fröböse, I., Biallas, B., & Wallmann-Sperlich, B. (2018). Der DKV-Report 2018: Wie gesund lebt Deutschland? https://www.dshs-koeln.de/fileadmin/_migrated/news_uploads/DKV-Report-2018.pdf. Zugegriffen: 14. Apr. 2020.

Gardner, B., Flint, S., Rebar, A. L., Dewitt, S., Quail, S. K., Whall, H., & Smith, L. (2019). Is sitting invisible? Exploring how people mentally represent sitting. *The International Journal of Behavioral Nutrition and Physical Activity, 16*(1), 85.

Hillman, C. H., Erickson, K. I., & Kramer, A. F. (2008). Be smart, exercise your heart: Exercise effects on brain and cognition. *Nature reviews. Neuroscience, 9*(1), 58–65.

Horter, J., Hoffmann, S., Sommoggy, J., Loss, J., & Tittelbach, S. (2019). Smart Moving: Bewegungs- und Sitzverhalten von Studierenden. In B. Wollesen (Hrsg.), *Interdisziplinäre Forschung und Gesundheitsförderung in Lebenswelten, Abstractband zur Jahrestagung der dvs-Kommission Gesundheit 04.–06. April 2019 in Hamburg* (S. 61). Hamburg: Universität Hamburg.

Hosteng, K. R., Reichter, A. P., Simmering, J. E., & Carr, L. J. (2019). Uninterrupted classroom sitting is associated with increased discomfort and sleepiness among college students. *International journal of environmental research and public health, 16*(14), 2498.

Jerome, M., Janz, K. F., Baquero, B., & Carr, L. J. (2017). Introducing sit-stand desks increases classroom standing time among university students. *Preventive Medicine Reports, 8,* 232–237.

Knörzer, W., & Rupp, R. (2010). Ressourcenorientierung als Grundprinzip sport-pädagogischen Handelns. In W. Knörzer & M. Schley (Hrsg.), *Neurowissenschaft bewegt* (S. 19–34). Hamburg: Feldhaus.

König, G., Parthey, J., & Kroke, A. (2015). Bewegungspausen in der Hochschullehre: Evaluationsergebnisse des Pilotprojektes „FiduS – Fit durchs Studium" an der Hochschule Fulda. In A. Göring & D. Möllenbeck (Hrsg.), *Bewegungsorientierte Gesundheitsförderung an Hochschulen* (S. 273–287). Göttingen: Universitätsverlag Göttingen.

Kontra, C., Goldin-Meadow, S., & Beilock, S. L. (2012). Embodied learning across the lifespan. *Topics in cognitive science, 4*(4), 731–739.

Kottmann, L., Küpper, D., & Pack, R. (2004). *Bewegungsfreudige Schule – Schulentwicklung bewegt gestalten – Grundlagen, Anregungen, Hilfen.* Gütersloh: Bertelsmann-Stiftung.

Macedonia, M. (2019). Embodied Learning: Why at School the Mind Needs the Body. *Frontiers in psychology, 10,* 2098.

Mathews, J., Lorbeer, V., & Hungerland, E. (2019). Im fokus: Bewegte Pause für Studierende. *hochschulsport, 46*(4), 34–35.

Moulin, M. S., & Irwin, J. D. (2017). An assessment of sedentary time among undergraduate students at a canadian university. *International Journal of Exercise Science, 10*(8), 1116–1129.

Moulin, M. S., Truelove, S., Burke, S. M., & Irwin, J. D. (2019). Sedentary time among undergraduate students: A systematic review. *Journal of American college health.* https://doi.org/10.1080/07448481.2019.1661422.

Mullender-Wijnsma, M. J., Hartman, E., de Greeff, J. W., Doolaard, S., Bosker, R. J., & Visscher, C. (2016). Physically active math and language lessons improve academic achievement: A cluster randomized controlled trial. *Pediatrics, 137*(3), e20152743.

Neumann, P. & Zimmermann, R. (2020). Zur Akzeptanz von Sitzunterbrechungen im Unterricht aus der Perspektive von Lehrkräften. *sportunterricht, 69*(1), 2–9.

Norris, E., van Steen, T., Direito, A., & Stamatakis, E. (2019). Physically active lessons in schools and their impact on physical activity, educational, health and cognition outcomes: A systematic review and meta-analysis. *British Journal of Sports Medicine.* https://doi.org/10.1136/bjsports-2018-100502.

Owen, N., Sugiyama, T., Eakin, E. E., Gardiner, P. A., Tremblay, M. S., & Sallis, J. F. (2011). Adults' sedentary behavior determinants and interventions. *American journal of preventive medicine, 41*(2), 189–196.

Parry, S. P., Coenen, P., Shrestha, N., O'Sullivan, P. B., Maher, C. G., & Straker, L. M. (2019). Workplace interventions for increasing standing or walking for decreasing musculoskeletal symptoms in sedentary workers. *The Cochrane database of systematic reviews, 2019*(11), CD012487.

Patterson, R., McNamara, E., Tainio, M., de Sá, T. H., Smith, A. D., Sharp, S. J., Edwards, P., Woodcock, J., Brage, S., & Wijndaele, K. (2018). Sedentary behaviour and risk of all-cause, cardiovascular and cancer mortality, and incident type 2 diabetes: A systematic review and dose response meta-analysis. *European journal of epidemiology, 33*(9), 811–829.

Pilcher, J. J., Morris, D. M., Bryant, S. A., Merritt, P. A., & Feigl, H. B. (2017). Decreasing sedentary behavior: Effects on academic performance, meta-cognition, and sleep. *Frontiers in neuroscience, 11,* 219.

Podrekar, N., Kozinc, Ž., & Šarabon, N. (2020). The effects of cycle and treadmill desks on work performance and cognitive function in sedentary workers: A review and meta-analysis. *Work (Reading, Mass.), 65*(3), 537–545.

Rouse, P. C., & Biddle, S. J. H. (2010). An ecological momentary assessment of the physical activity and sedentary behaviour patterns of university students. *Health Education Journal, 69*(1), 116–125.

Rupp, R. (2019). Sitzcoaching mit HKT als Beitrag zur Gesundheitsförderung Studierender an der Pädagogischen Hochschule Heidelberg. In W. Knörzer, W. Amler, S. Heid, J. Janiesch, & R. Rupp (Hrsg.), *Das Heidelberger Kompetenztraining: Grundlagen, Methodik und Anwendungsfelder zur Entwicklung mentaler Stärke* (S. 135–142). Wiesbaden: Springer.

Rupp, R., Dold, C., & Bucksch, J. (2019). Sitzzeitreduktion und Bewegungsaktivierung in der Hochschullehre – Entwicklung und Implementierung der Mehrebenen-Intervention Kopf-Stehen. *die hochschullehre, 5,* 525-542. www.hochschullehre.org.

Shrestha, N., Kukkonen-Harjula, K. T., Verbeek, J. H., Ijaz, S., Hermans, V., & Pedisic, Z. (2018). Workplace interventions for reducing sitting at work. *The Cochrane database of systematic reviews, 12,* CD010912.

Stamatakis, E., Ekelund, U., Ding, D., Hamer, M., Bauman, A. E., & Lee, I.-M. (2019). Is the time right for quantitative public health guidelines on sitting? A narrative review of sedentary behaviour research paradigms and findings. *British Journal of Sports Medicine, 53*(6), 377–382.

Stamatakis, E., Gale, J., Bauman, A., Ekelund, U., Hamer, M., & Ding, D. (2019). Sitting time, physical activity, and risk of mortality in adults. *Journal of the American College of Cardiology, 73*(16), 2062–2072.

Statistisches Bundesamt (2019). *Bildung und Kultur: Studierende an Hochschulen – WS 2017/2018.* https://www.destatis.de/DE/Themen/Gesellschaft-Umwelt/Bildung-Forschung-Kultur/Hochschulen/Publikationen/Downloads-Hochschulen/studierende-hochschulen-endg-2110410197004.pdf?__blob=publicationFile Zugegriffen: 14. Apr. 2020.

Sui, W., Smith, S. T., Fagan, M. J., Rollo, S., & Prapavessis, H. (2019). The effects of sedentary behaviour interventions on work-related productivity and performance outcomes in real and simulated office work: A systematic review. *Applied ergonomics, 75,* 27–73.

Tremblay, M. S., Aubert, S., Barnes, J. D., Saunders, T. J., Carson, V., Latimer-Cheung, A. E., Chastin, S. F. M., Altenburg, T. M., & Chinapaw, M. J. M. (2017). Sedentary Behavior Research Network (SBRN) – Terminology consensus project process and outcome. *The International Journal of Behavioral Nutrition and Physical Activity, 14,* 73–106.

Watson, A., Timperio, A., Brown, H., Best, K., & Hesketh, K. D. (2017). Effect of classroom-based physical activity interventions on academic and physical activity outcomes: A systematic review and meta-analysis. *The International Journal of Behavioral Nutrition and Physical Activity, 14*(1), 114.